全国卫生职业教育康复治疗类应用技能型
人才培养"十三五"规划教材

供康复治疗技术、针灸推拿学、中医学、中西医临床医学及相关专业使用

U0166011

针灸技术

主　编　甄德江　许慧艳　张光宇

副主编　（以姓氏笔画为序）

白　洁　刘春梅　张学仕　廖　恒

编　者　（以姓氏笔画为序）

邓成哲	邢台医学高等专科学校
白　洁	深圳职业技术学院
刘建华	乌兰察布医学高等专科学校
刘春梅	南阳医学高等专科学校
刘跃璐	随州职业技术学院
许慧艳	辽宁医药职业学院
苏燕娜	泉州医学高等专科学校
李继锋	昆明卫生职业学院
杨雨果	南阳医学高等专科学校
杨梦琳	重庆三峡医药高等专科学校
吴　彼	辽宁医药职业学院
何华香	广州卫生职业技术学院
张光宇	重庆三峡医药高等专科学校
张学仕	辽宁医药职业学院
陈春华	南阳医学高等专科学校
林煜芬	泉州医学高等专科学校
高玉姣	湖北医药学院附属太和医院
甄德江	邢台医学高等专科学校
廖　恒	湖北医药学院附属太和医院

华中科技大学出版社
http://www.hustp.com
中国·武汉

内 容 提 要

本书是全国卫生职业教育康复治疗类应用技能型人才培养"十三五"规划教材。

本书以项目为载体,以任务为引领,重在激发学生主动学习的动机,提高学习兴趣,从而实现学习目标的具体化。本书分基础篇、技能篇、应用篇:基础篇介绍针灸技术导论、经络腧穴总论和各论等内容;技能篇介绍毫针刺法、灸法、拔罐法等内容;应用篇介绍治疗原则、针灸处方、内科病证、儿科病证、骨伤科病证等内容。

本书主要供高职高专康复治疗技术、针灸推拿学、中医学、中西医临床医学及相关专业使用。

图书在版编目(CIP)数据

针灸技术/甄德江,许慧艳,张光宇主编. —武汉:华中科技大学出版社,2018.8(2024.1重印)
全国卫生职业教育康复治疗类应用技能型人才培养"十三五"规划教材
ISBN 978-7-5680-4287-1

Ⅰ.①针… Ⅱ.①甄… ②许… ③张… Ⅲ.①针灸疗法-高等职业教育-教材 Ⅳ.①R245

中国版本图书馆 CIP 数据核字(2018)第 160278 号

针灸技术
Zhenjiu Jishu

甄德江　许慧艳　张光宇　主编

策划编辑:罗　伟
责任编辑:孙基寿
封面设计:原色设计
责任校对:曾　婷
责任监印:周治超
出版发行:华中科技大学出版社(中国·武汉)　　电话:(027)81321913
　　　　　武汉市东湖新技术开发区华工科技园　　邮编:430223
录　排:华中科技大学惠友文印中心
印　刷:武汉市籍缘印刷厂
开　本:880mm×1230mm　1/16
印　张:10
字　数:228千字
版　次:2024年1月第1版第3次印刷
定　价:39.00元

全国卫生职业教育康复治疗类
应用技能型人才培养"十三五"规划教材

编委会

丛书顾问　文历阳　胡　野

主任委员　王左生

委员（按姓氏笔画排序）

马　金	辽宁医药职业学院	汪　洋	湖北中医药高等专科学校
马国红	天门职业学院	张　俊	重庆城市管理职业学院
王小兵	金华职业技术学院	张光宇	重庆三峡医药高等专科学校
左天香	安徽中医药高等专科学校	张志明	顺德职业技术学院
卢健敏	泉州医学高等专科学校	张绍岚	江苏医药职业学院
叶泾翔	皖西卫生职业学院	张维杰	宝鸡职业技术学院
任国锋	仙桃职业学院	陈春华	南阳医学高等专科学校
刘　洋	长春医学高等专科学校	范秀英	聊城职业技术学院
刘　敏	周口职业技术学院	尚　江	山东医学高等专科学校
刘　尊	沧州医学高等专科学校	罗　萍	湖北职业技术学院
刘　静	武汉民政职业学院	罗文伟	阿克苏职业技术学院
刘金义	随州职业技术学院	孟令杰	郑州铁路职业技术学院
刘勇华	黄河科技学院	赵其辉	湖南环境生物职业技术学院
刘铁英	长春医学高等专科学校	宫健伟	滨州医学院
许　萍	上海健康医学院	黄　薇	昆明卫生职业学院
许　智	湖北职业技术学院	黄先平	鄂州职业大学
杜　平	齐齐哈尔医学院	黄拥军	清远职业技术学院
李　渤	聊城职业技术学院	黄岩松	长沙民政职业技术学院
杨延平	陕西能源职业技术学院	崔剑平	邢台医学高等专科学校
肖文冲	铜仁职业技术学院	彭　力	太和医院
何　侃	南京特殊教育师范学院	税晓平	四川中医药高等专科学校
辛增辉	广东岭南职业技术学院	曾　西	郑州大学第一附属医院
汪　欢	随州职业技术学院	薛秀琍	郑州澍青医学高等专科学校

编写秘书　史燕丽　罗　伟

网络增值服务使用说明

欢迎使用华中科技大学出版社医学资源服务网yixue.hustp.com

1.教师使用流程

（1）登录网址：<u>http://yixue.hustp.com</u>（注册时请选择教师用户）

（2）审核通过后，您可以在网站使用以下功能：

管理学生

建立课程　　　　　　　　　布置作业

下载教学资源　　　　　　**教师**　　　　　　查询学生学习记录等

2.学员使用流程

建议学员在PC端完成注册、登录、完善个人信息的操作。

（1）PC端学员操作步骤

①登录网址：<u>http://yixue.hustp.com</u>（注册时请选择普通用户）

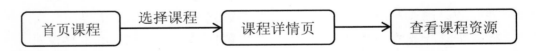

② 查看课程资源

如有学习码，请在个人中心-学习码验证中先验证，再进行操作。

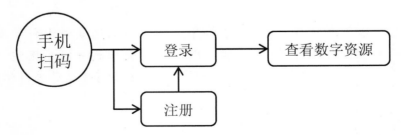

| 首页课程 | →选择课程→ | 课程详情页 | → | 查看课程资源 |

（2）手机端扫码操作步骤

手机扫码 → 登录 → 查看数字资源

注册 → 登录

Introduction | 总　序

　　随着我国经济的持续发展和教育体系、结构的重大调整，职业教育办学思想、培养目标随之发生了重大变化，人们对职业教育的认识也发生了本质性的转变。我国已将发展职业教育作为重要的国家战略之一，高等职业教育成为高等教育的重要组成部分。作为高等职业教育重要组成部分的高等卫生职业教育也取得了长足的发展，为国家输送了大批高素质技能型、应用型医疗卫生人才。

　　康复医学现已与保健医学、预防医学、临床医学并列成为现代医学的四大分支之一。现代康复医学在我国发展有 30 多年历史，是一个年轻但涉及众多专业的医学学科，在我国虽然起步较晚，但发展很快，势头良好，在维护人民群众身体健康、提高生存质量等方面起到了不可替代的作用。

　　2017 年国务院办公厅发布的《关于深化医教协同进一步推进医学教育改革与发展的意见》中明确指出，高等医学教育必须"坚持质量为上，紧紧围绕人才培养质量要素，深化教育教学改革，注重临床实践能力培养"，"以基层为重点，以岗位胜任能力为核心，围绕各类人才职业发展需求，分层分类制订继续医学教育指南，遴选开发优质教材"。高等卫生职业教育发展的新形势使得目前使用的教材与新形势下的教学要求不相适应的矛盾日益突出，加强高职高专医学教材建设成为各院校的迫切要求，新一轮教材建设迫在眉睫。

　　为了更好地顺应我国高等卫生职业教育教学与医疗卫生事业的新形势和新要求，贯彻落实《国家中长期教育改革和发展规划纲要（2010—2020 年）》中"以服务为宗旨，以就业为导向"的思想精神，以及国家《职业教育与继续教育 2017 年工作要点》的要求，充分发挥教材建设在提高人才培养质量中的基础性作用，同时，也为了配合教育部"十三五"规划教材建设，进一步提高教材质量，在认真、细致调研的基础上，在全国卫生职业教育教学指导委员会专家和部分高职高专示范院校领导的指导下,我们组织了全国近40所高职高专医药院校的近200位老师编写了这套以医教协同为特点的全国卫生职业教育康复治疗类应用技能型人才培养"十三五"规划教材,并得到了参编院校的大力支持。

本套教材充分体现新一轮教学计划的特色,强调以就业为导向、以能力为本位、以岗位需求为标准的原则,按照技能型、服务型高素质劳动者的培养目标,坚持"五性"(思想性、科学性、先进性、启发性、适用性)和"三基"(基本理论、基本知识、基本技能)要求,着重突出以下编写特点:

(1)紧扣最新专业目录、教学计划和教学大纲,科学、规范,具有鲜明的高等卫生职业教育特色。

(2)密切结合最新高等职业教育康复治疗技术专业教育基本标准,紧密围绕执业资格标准和工作岗位需要,与康复治疗师资格考试相衔接。

(3)突出体现"医教协同"的人才培养模式,以及课程建设与教学改革的最新成果。

(4)基础课教材以"必需、够用"为原则,专业课程重点强调"针对性"和"适用性"。

(5)内容体系整体优化,注重相关教材内容的联系和衔接,避免遗漏和不必要的重复。

(6)探索案例式教学方法,倡导主动学习,科学设置章节(学习情境),努力提高教材的趣味性、可读性和简约性。

(7)采用"互联网+"思维的教材编写理念,增加大量数字资源,构建信息量丰富、学习手段灵活、学习方式多元的立体化教材,实现纸媒教材与富媒体资源的融合。

这套新一轮规划教材得到了各院校的大力支持和高度关注,它将为新时期高等卫生职业教育的发展作出贡献。我们衷心希望这套教材能在相关课程的教学中发挥积极作用,并得到读者的青睐。我们也相信这套教材在使用过程中,通过教学实践的检验和实际问题的解决,能不断得到改进、完善和提高。

全国卫生职业教育康复治疗类应用技能型人才培养

"十三五"规划教材编写委员会

前言

本书是全国卫生职业教育康复治疗类应用技能型人才培养"十三五"规划教材。本书依据《国家中长期教育改革和发展规划纲要(2010—2020 年)》和教育部《关于全面提高高等职业教育教学质量的若干意见》精神，充分发挥高等职业教育在教学改革中的引领作用，为满足我国日益增长的康复事业对于高素质康复治疗技术人才的需求，由华中科技大学出版社组织，全国高等职业院校联合编写，供康复治疗技术、中医学、中西医临床医学及相关专业教学使用。

本书遵循"以服务为宗旨，以就业为导向，走产学结合的发展道路"的教育教学改革要求，以培养学生职业能力为核心，以康复治疗技术岗位工作任务、工作过程为基础，以项目为载体，以任务为引领，以工作过程为导向，做到理论"必需、够用"，强化职业技能操作，实现理论与实践的有机融合，突出以学生为中心，以完成项目、任务为学习目标，重视实用性、启发性、科学性，激发学生主动学习的动机，提高学习兴趣，从而实现学习目标的具体化。

本书由十多所高等职业教育院校合作编写，全书分为基础篇、技能篇、应用篇。基础篇由许慧艳、白洁、刘春梅、何华香、李继锋、林煜芬、苏燕娜、吴彼、邓成哲、甄德江编写；技能篇由廖恒、陈春华、杨雨果、高玉姣、刘跃璐、甄德江编写；应用篇由张光宇、张学仕、刘建华、杨梦琳编写。

在本书编写过程中，各参编院校的领导和同事们给予了大力的支持和帮助，同时华中科技大学出版社做了许多具体的组织工作，在此表示衷心的感谢。恳请兄弟院校的广大师生与专家学者对本书加以关注和呵护，在使用过程中若发现问题和不当之处，能及时地反馈给编者，以便今后修订与完善。

编 者

目　录

MULU

第一篇　基　础　篇

第二篇　技　能　篇

第三篇　应　用　篇

项目五　应用总论

项目六　应用各论

第一篇

基础篇

JICHUPIAN

项目一　针灸技术导论

任务一　针灸技术的概念和特点

一、针灸技术的概念

针灸技术是以中医理论和经络学说为指导，研究和应用针刺或艾灸等方法对疾病防治及康复规律的一门学科。其主要内容包括经络与腧穴、针灸技能、临床应用等方面的知识，是祖国传统中医学的重要组成部分。

二、针灸技术的特点

针灸技术具有操作方便、适应证广、疗效显著、科学性强、经济安全的特点。也是中医学的外治方法之一。几千年来对中华民族的繁衍昌盛和世界文明的进步作出了巨大的贡献，现今更发挥着越来越大的作用。

任务二　针灸技术发展简史

一、春秋两汉时期

1. 针灸技术的理论奠基　针灸起源于远古时代，至春秋两汉时期已初具规模，先秦两汉是针灸技术奠基和发展的重要时期。1973年在马王堆三号汉墓出土的医书中，发现《足臂十一脉灸经》和《阴阳十一脉灸经》两篇文献。书中记载了经脉的循行分布、病候表现、灸治方法，是现存最早的经络文献。

此时期具有重要里程碑意义的经典医学著作《黄帝内经》（简称《内经》）的问世，奠定了针灸技术的理论基础。尤以《灵枢》所载内容更为详尽，又称为《针经》，此书标志着针灸技术理论体系的基本形成。此后《难经》以阐明《内经》思想为宗旨，对奇经八脉和原气及五行学说与五输穴的理论和应用进行了详细的论述和解释，并提出了八会穴，补充了《内经》的不足。

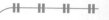

数字课件1

2. 针灸技术的临床应用 秦时期的扁鹊运用针灸成功地抢救了尸厥患者。汉代张仲景《金匮要略》认为"若人能养慎……即导引吐纳针灸膏摩……"说的是针灸能养生保健，减少疾病的发生，此时期，针灸是治疗疾病和养生保健的主要手段。可见，先秦两汉时期针灸疗法的理论化、系统化，标志着针灸已成为一门独特的学科，是针灸发展史上的一个鼎盛时期。

二、魏晋时期

魏晋时代的皇甫谧将《灵枢》、《素问》、《明堂孔穴针灸治要》的针灸内容删其重复，择其精要，编撰成《针灸甲乙经》，确立了349个腧穴的位置、主治、操作方法、针灸宜忌和常见病的治疗。此书是我国现存最早的针灸专著，也是继《内经》后对针灸学的一次辉煌总结。晋代葛洪《肘后备急方》中载录针灸医方109条，99条为灸方，其妻鲍姑是我国历史上第一位善于灸疗的女医家。

三、隋唐时期

1. 针灸教育 隋代时期国家有组织地开展了针灸方面的教育，至唐代更规模化、正规化，唐太医署负责管理针灸医学教育，内设针灸专业，有针灸专科医者，其中"针博士一人，针助教一人，针师一人，针工二十人，针生二十人。针博士掌教针生，以经脉孔穴，使识浮、沉、滑、涩，又以九针为补泻之法"。

2. 彩色经络腧穴图 唐代医家孙思邈在《备急千金要方》中，用五色绘制了"明堂三人图"，成为历史上最早的彩色经络腧穴图（已佚）。

3. 阿是穴和手指同身寸取穴法 唐代孙思邈首创了阿是穴和手指同身寸取穴法，至今仍被临床所用，并主张用灸法防病，强调针、药、灸多法治病的重要性。

4. 对外文化交流 随着盛唐时期经济、文化的繁荣，内外交通的日益发达，对外文化交流非常活跃，针灸在此期传入朝鲜、日本、印度、阿拉伯和欧洲等国家和地区。

四、宋金元时期

1. 宋代政府设置教育机构 宋继唐以后建立了更为系统的针灸教学机构，设立针科、灸科，非常重视开展针灸教育。北宋的王惟一重新考证明堂经穴，于公元1026年撰《铜人腧穴针灸图经》，考证了354个腧穴，全书雕印刻碑，由政府颁布实施。于次年设计铸造了两座铜人，为我国最早的针灸模型，是针灸模具教学的先驱。

2. 宋代提倡灸法防病保健 南宋王执中于公元1220年编著《针灸资生经》，提倡和重视灸疗及压痛点的诊断与治疗作用，此时期灸法防病保健盛极一时。

3. 金元时期 金元时期国家医学机构中没有设置针灸专科，但针灸也得到了发展。元代滑寿著《十四经发挥》，较系统地阐述了十四经的循行，对后人研究经络很有价值。

五、明时期

明代是针灸发展史上的又一个昌盛时期，此期名医辈出，理论进一步深化和完整，且针灸专著颇丰。政府在太医院设十三科进行医学教育，其中针灸为十三科之一。杨继洲的《针灸大成》,是继《内经》《针灸甲乙经》之后对针灸的又一次丰富的总结,其内容庞杂且精辟,特别是针灸歌赋记载硕丰,至今仍是学习针灸的重要参考书,并被译成英、德、法、日等多国文字,在国际上影响深远。其他如徐凤的《针灸大全》、汪机的《针灸问对》、陈会的《神应经》、高武的《针灸聚英》、李时珍的《奇经八脉考》等医家各有所为,促进了针灸的昌盛和大发展。

六、清时期

清代的统治者极不重视中医,太医院未设针灸专科,但是针灸疗法在民间广泛流传和应用。此期代表性的针灸著作《针灸逢源》,强调辨证取穴,针药并用,完整地列出了361个经穴,并为今之教材所选用。吴尚先的《理瀹骈文》中将针灸等列为外治法,推动了针灸的不断发展。

七、民国时期

民国时期,是中医(包括针灸)发展的低谷期,由于其政府推崇西医,企图取缔中医。此期许多针灸医家为保存和发展针灸这一祖国瑰宝,自发成立了针灸社、编印针灸书刊,开展针灸教育,活跃了针灸的学术氛围,对针灸得以延续和发展起了一定的积极推动作用。

八、中华人民共和国成立后

中华人民共和国成立后,中国共产党和政府非常重视继承和发扬祖国医学遗产,制定了多项保护和发展中医的政策,使针灸事业出现了空前的繁荣景象。

1. 针灸教育正规化　全国各地相继成立了中医院校、中医院和研究机构,针灸学成为中医院校学生必修课程,针灸科是中医院必设的科室。各层次中医院校先后建立了针灸系,使用了全国统一的针灸学教材,并开展了针灸硕士、博士研究生的培养,逐渐形成了针灸教学、医疗、科研的完整体系。

2. 针灸文献的整理出版　为了推动和促进针灸学的快速发展,翻印、点校、注释了一大批古代针灸文献和书籍,出版了大量的针灸学术著作和论文,并成立了中国针灸学会,针灸学术交流十分活跃。

3. 针灸基础研究　应用解剖学、神经生理学、生物化学、组织化学、免疫学、分子生物学及光、电、声、磁等先进的科学技术手段,开展了针灸实验研究,对针灸技术的相关问题进行了深入广泛的研究,尤其是对针灸治病机理和镇痛原理有了更加深刻的认识。

4. 针灸临床疗效总结　广泛地进行了针灸临床疗效总结,临床研究证实,针灸对内、外、妇、儿、五官、骨伤等科300余种病证有一定的治疗效果,尤其对其中100余种病证有较好或显著的效果;世界卫生组织(WHO)向全世界各国推荐43种疾病应用针灸治疗。

九、针灸技术的对外交流

几千年来,针灸技术不仅对我国人民的健康事业发挥着重要作用,而且对世界各国人民的医疗保健也有一定的贡献。大约在公元 6 世纪,针灸技术传到朝鲜、日本等国家。公元 552 年南北朝时期将《针经》赠予日本,562 年吴人知聪携《明堂图》和《针灸甲乙经》东渡到日本。

十、世界针灸学会联合会成立

近年来,许多国家和地区已把针灸纳入医疗保健体系,在世界范围内兴起了针灸热。1979 年 12 月,联合国卫生组织向全世界推荐可应用针灸治疗的 43 种病,为适应针灸学的对外传播和国际化发展要求,我国受世界卫生组织委托,成立了多个针灸国际培训中心,为许多国家培养了大批针灸人才。1987 年 11 月在世界卫生组织的支持下,在我国北京召开了世界针灸学会联合会(简称世界针联)成立暨第一届针灸学术大会。由此充分肯定了我国针灸学在世界医学中的地位。

Note

项目二　经络腧穴总论

任务一　经络总论

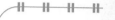

数字课件 2-1

经络是人体运行气血，联络脏腑，沟通内外，贯穿上下的径路。"经"有路径的意思，是直行的主干线，分布较深；"络"有网络之意，纵横交错的循行，分布较浅。人体内部的脏腑、器官、孔窍，外部的皮、肉、筋、骨等，就是依靠经络的沟通和联系而成为一个有机整体的。

一、经络系统的组成

经络系统由经脉和络脉组成。经脉包括十二经脉、奇经八脉两大部分，以及附属于十二经脉的十二经别、十二经筋、十二皮部；络脉包括十五络脉和数量众多的浮络、孙络等（图 2-1）。

（一）十二经脉

1. 十二经脉的命名　十二经脉又称为"十二正经"。其名称由手足、阴阳和脏腑三部分组成。循行于上肢的经脉称为手三阴经和手三阳经；循行于下肢的经脉称为足三阴经和足三阳经；阴经属脏，阳经属腑；十二经脉的名称分别为手太阴肺经、手阳明大肠经、足阳明胃经、足太阴脾经、手少阴心经、手太阳小肠经、足太阳膀胱经、足少阴肾经、手厥阴心包经、手少阳三焦经、足少阳胆经、足厥阴肝经。

2. 十二经脉的体表分布规律　阴经循行于人体前侧、内侧，阳经循行于人体后侧、外侧；手足三阴经循行于上下肢内侧，手足三阳经循行于上下肢外侧。

3. 十二经脉的表里属络关系　阳经在表属腑络脏，阴经在里属脏络腑。手足阴阳经脉的属络关系为：手太阴肺经属肺络大肠，手阳明大肠经属大肠络肺；手厥阴心包经属心包络三焦，手少阳三焦经属三焦络心包；手少阴心经属心络小肠，手太阳小肠经属小肠络心；足太阴脾经属脾络胃，足阳明胃经属胃络脾；足厥阴肝经属肝络胆，足少阳胆经属胆络肝；足少阴肾经属肾络膀胱，足太阳膀胱经属膀胱络肾。此外，十二经脉的相互联系还通过经别与络脉的沟通得到进一步加强。

4. 十二经脉的循行走向特点与交接规律　十二经脉的循行走向特点：手三阴经从胸走手；手三阳经从手走头；足三阳经从头走足；足三阴经从足走腹胸。十二经脉的交

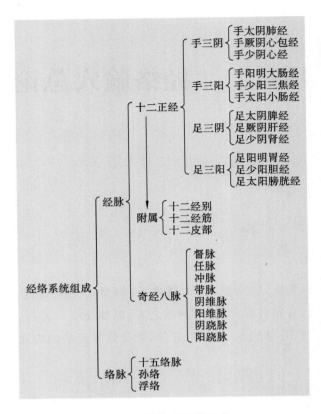

图 2-1 经络系统的组成

接规律：阴经与阳经在手足交接；阳经与阳经在头面部交接（同名经）；阴经与阴经在胸部交接。

5. 十二经脉的气血循环流注 十二经脉的循行相互衔接，构成"如环无端"的气血流注关系，将气血周流全身，使人体不断地得到精微物质而维持各脏腑组织器官的功能活动（图 2-2）。

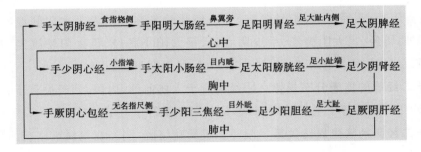

图 2-2 十二经脉气血循环流注次序

（二）奇经八脉

奇经八脉，是别道奇行的经脉，包括督脉、任脉、冲脉、带脉、阴跷脉、阳跷脉、阴维脉、阳维脉。奇经八脉与十二正经不同，既不直属脏腑，也无表里络属关系。督脉行于后正中线，可调节全身的阳经之气，故称"阳脉之海"；任脉分布于前正中线，可调节全身的阴经之气，称为"阴脉之海"。督脉、任脉、冲脉皆起于胞中，同出于会阴，而分别循行于人体的前后正中线和腹部两侧,故称为"一源三歧"。冲脉并于足阳明胃经和足少阴肾经;带脉横行于腰腹部,交会足少阳经穴;阳跷脉行于下肢外侧及肩、头部,交会足太阳等经穴;阴跷脉行于下肢内侧及眼,交会足少阴经穴;阳维脉行于下肢外侧、肩和头项,交会足少阳等经及督脉经穴;阴维脉行于下肢内侧,腹第三侧线和颈部,交会足少阴等经及任脉经穴。

(三)十五络脉

"络"有联络之意,络脉纵横交错于表里经脉之间,加强了表里两经的联系。十二经脉和任、督二脉各自别出一络,加上脾之大络,总计 15 条,称为十五络脉。其中十二经脉的别络多从本经四肢肘膝关节以下的络穴分出,走向其相表里的经脉,即阴经别络走向阳经,阳经别络走向阴经;任脉的别络从鸠尾分出后散布于腹部;督脉的别络从长强分出后散布于头;脾之大络从大包分出后散布于胸胁。

(四)十二经别

十二经别是从十二经脉分出,深入体腔的重要分支。经别主要分布于胸腹部和头部,能沟通表里两经,加强经脉与脏腑的联系。十二经别的循行分布有"离、入、出、合"的规律。经别均从同名正经的四肢肘膝关节附近别出称为"离",走入胸腹腔称为"入",浅出头项部称为"出",最后阴经经别合入相为表里的阳经经别,阳经经别合入本经,称为"六合"。手足三阴三阳经别根据经脉的表里关系分为六对,称为"六合"。

(五)十二经筋

经筋,是十二经脉及相关络脉中气血渗灌濡养的筋肉组织。经筋的作用是约束骨骼,屈伸关节,维持人体正常运动。十二经筋均起始于四肢末端,结聚于关节、骨骼部,走向躯干头面。十二经筋行于体表,不入脏腑,手足三阳筋都到达头目,手三阴筋到胸膈,足三阴筋到阴部。

(六)十二皮部

皮部,是十二经脉在体表皮肤的分区部位,是经络系统的一部分。《素问·皮部论》说:邪客于皮则腠理开,开则邪入客于络脉,络脉满则注于经脉,经脉满则入舍于脏腑也。这样,皮—络—经—腑—脏,为疾病的传变层次,外邪可以通过这个途径侵入机体内部,由表及里,由轻渐重地发展演变。正是由于上述皮部与经络脏腑的密切联系,在脏腑经络病变时,也能反映于皮部,出现不同部位皮肤色泽和形态等方面的变化,有助于脏腑经络疾病的诊断,临床上在皮肤表面一定部位施行敷贴、温灸、热熨、针刺(皮肤针等)等法以治内脏疾病,都是对皮部理论的具体运用。

二、经络的功能及应用

(一)经络的功能

1. 联络脏腑,沟通内外　《灵枢·海论》指出:夫十二经脉者,内属于腑脏,外络于肢节。人体的五脏六腑、四肢百骸、五官九窍、皮肉筋骨等组织器官,之所以保持相对的协调与统一,完成正常的生理活动,是依靠经络系统的联络沟通而实现的。经络中经脉、经别与奇经八脉、十五络脉,纵横交错、入里出表、通上达下,联系了人体各脏腑组织;经筋、皮部联系了肢体筋肉皮肤,加之细小的浮络和孙络形成了一个统一的整体。

2．运行气血,营养全身　《灵枢·本藏》说:经脉者,所以行血气而营阴阳,濡筋骨,利关节者也。气血是人体生命活动的物质基本,全身各组织器官只有得到气血的濡润才能完成正常的生理功能。经络是人体气血运行的通路,能将其营养物质输送到全身各组织脏器,从而完成和调于五脏、洒陈于六腑的生理功能。

3．抗御病邪,保卫机体　由于经络能"行气血而营阴阳",营气行于脉中,卫气行于脉外,使营卫之气密布周身。外邪侵犯人体由表及里,先从皮毛开始,卫气充实于络脉,络脉散布于全身、密布于皮部,当外邪侵犯机体时,卫气首当其冲发挥其抗御外邪、保卫机体的屏障作用。

（二）经络的应用

1．诊断方面

（1）经络诊断法　经络是人体内外的联络系统,在生理功能失调时,又是病邪传注的途径,具有反映病候的特点。如在有些疾病的病理过程中,常可出现经络循行路线上的压痛或结节,以及相应部位的皮肤色泽、形态、温度等变化。《灵枢·经水》篇中说到的"审、切、循、扪、按,视其寒温盛衰而调之"就是通过审查、指切、推循、扪摸、按压以及视诊的方法对经络部位进行诊察的方法。

（2）分经辨证　经络所属的脏腑不同,在其病变时各有侧重表现。长沙马王堆出土的帛书以"是病（或是动则病）"、"是 X 脉主治其所产病"来记述,而《灵枢·经脉》篇以"是动则病"、"是主 X 所生病者"为始描述各经脉病变时的具体表现,由此归纳各经脉的主治作用范围,至《伤寒论》则以六经为纲要,对热病进行辨证论治,形成目前临床广泛使用的六经辨证理论,丰富了经络辨证的内容。

2．治疗方面

（1）指导针灸治疗　腧穴是"脉气所发"、"神奇之所游行出入"之处,针灸是通过刺激腧穴达到治疗疾病的目的。掌握腧穴的主治与归经是针灸治疗的选穴基础,也是保证治疗效果的关键。经络内属脏腑、外络肢节,脏腑疾病可以选取局部或四肢远端穴位进行针刺、艾灸或皮肤针叩刺,局部取穴与远端取穴的配合使用,在临床上表现出良好的治疗效果。正如《四总穴歌》中总结的"肚腹三里留,腰背委中求,头项寻列缺,面口合谷收"就是循经取穴的典型应用。

（2）指导中药归经　不同中药具有不同的升降沉浮药性,按照其主治功能及作用范围,可将药物归入某经或某几经,称为"药物归经"。宋、金以来,医家运用经络学说对药物性能进行分析和归类,如清代徐灵胎所著的《医学源流论》说:如柴胡治寒热往来,能愈少阳之病;桂枝治畏寒发热,能愈太阳之病;葛根治肢体大热,能愈阳明之病。这个例子是古人运用经络学说指导临床用药的典范,它说的是"何经之病,宜用何经之药"。

任务二　腧穴总论

数字课件 2-2

一、腧穴常识

（一）腧穴的概念

腧穴是人体脏腑经络之气输注于体表的特殊部位。腧，本写作"输"，或简作"俞"。在《内经》中，腧穴被称作"节"、"会"、"气穴"、"气府"等，《针灸甲乙经》中称为孔穴。腧穴分布于体表，通过经脉内连于脏腑，因此，腧穴既是疾病的反映点，又是针灸等治疗的施术部位。

（二）腧穴的分类

腧穴通常可分为十四经穴、经外奇穴和阿是穴三大类。

1. 十四经穴　凡归属于十二经脉及任、督二脉的腧穴，称为"十四经穴"，简称"经穴"。共有 362 个。十四经穴具有固定的名称和位置，且有明确的归经，是腧穴的主要组成部分。

2. 经外奇穴　有固定的名称和明确的位置，但尚未列入十四经脉的一类腧穴，称为"经外奇穴"，简称"奇穴"。

3. 阿是穴　无具体名称和固定位置，仅以疼痛或敏感的反应而选取的腧穴，称为"阿是穴"，又称"天应穴"、"不定穴"、"压痛点"等。

二、腧穴的作用

（一）腧穴的主治作用

1. 近治作用　近治作用是指腧穴均具有治疗其所在部位局部及邻近组织、器官病证的作用。这是一切腧穴主治作用所具有的共同特点，是"腧穴所在，主治所在"规律的体现。例如眼周的睛明、承泣可治疗目疾，胃脘部周围的中脘、梁门均可治疗胃痛。

2. 远治作用　在十四经腧穴中，尤其是十二经脉在四肢肘、膝关节以下的腧穴，不仅能治疗局部和邻近部位的病证，而且能治本经循行所涉及的远隔部位的组织、器官、脏腑的病证，是"经脉所过，主治所及"规律的体现。例如合谷不仅能治上肢病证，还能循经治疗颈部和头面部的病证。

3. 特殊作用　特殊作用是指某些腧穴具有双向良性调节作用和相对的特异治疗作用。所谓双向良性调节作用，是指同一腧穴对机体不同的病理状态，可以起到两种相反而有效的治疗作用。例如：泄泻时，针刺天枢可止泻；便秘时，针刺天枢又能通便。此外，大椎穴退热、至阴矫正胎位等就是治疗作用的相对特异性。

（二）腧穴的主治规律

1. 分经主治规律　十四经腧穴的分经主治，以手足三阴、三阳经，及任、督脉划分，

Note

各组经穴既有主治本经病证的特性,又有主治二经或三经相同病证的共性(表2-1)。

表 2-1　十四经腧穴主治异同表

经　名	本经主治或作用	二经相同主治	三经相同主治
手太阴肺经	肺部病或喉病	—	胸部病
手厥阴心包经	心、胃病	神志病	
手少阴心经	心病		
手阳明大肠经	前头、鼻、口、齿病	—	咽喉病 热病
手少阳三焦经	侧头、胁肋病	目病、耳病	
手太阳小肠经	后头、肩胛病,神志病		
足阳明胃经	前头、口齿、咽喉、胃肠病	—	目病 神志病 热病
足少阳胆经	侧头、耳、胁肋病		
足太阳膀胱经	后头、腰背、脏腑病		
足太阴脾经	脾胃病	—	前阴病 脏腑病 妇科病
足厥阴肝经	肝病		
足少阴肾经	肾、肺、咽喉病		
任脉	具有回阳、固脱、强壮作用	神志病、脏腑病、妇科病	—
督脉	中风、昏迷、热病、头面病		

2. 分部主治规律　处于身体某一部位的腧穴均可治疗该部位及某类病证,称为腧穴的分部主治,它与腧穴的位置特点相关,详见表2-2。

表 2-2　分部主治规律

分　部		主　治
头面颈项部	前头、侧头区	眼、鼻病
	后头区	神志、局部病
	项区	神志、音哑、咽喉、眼、头项病
	眼区	眼病
	颈区	鼻病
胸膺胁腹部	胸膺部	胸、肺、心病
	腹部	肝、胆、脾、胃病
	少腹部	经带、前阴、肾、膀胱、肠病
肩背腰尻部	肩胛部	局部、头项病
	背部	肺、心病
	背腰部	肝、胆、脾、胃病
	腰尻部	肾、膀胱、肠、后阴、经带病
胸侧胁腹部	胸胁部	肝、胆病、局部病
	侧腹部	脾、胃、经带病
上肢内侧部	上臂内侧部	肘臂内侧病
	前臂内侧部	胸、肺、心、咽喉、胃、神志病
	掌指内侧部	神志病、发热病、昏迷、急救

续表

分　部		主　治
上肢外侧部	上臂外侧部	肩、臂肘外侧病
	前臂外侧部	头、眼、颈项、肩胛、胁肋、发热病
	掌指外侧部	面颊、耳、鼻、口齿、咽喉、神志、发热病，急救
下肢后面部	大腿后面	臀股部病
	小腿后面	腰背、后阴病
	跟后、足外侧	头、项、背腰、眼、神志、发热病
下肢前面部	大腿前面	腿膝部病
	小腿前面	胃肠病
	足跗前面	前头、口齿、咽喉、胃肠、神志、发热病
下肢内侧部	大腿内侧	经带、小溲、前阴病
	小腿内侧	经带、脾胃、前阴、小溲病
	足内侧	经带、脾胃、肝、肺、肾、前阴、咽喉病
下肢外侧部	大腿外侧	腰尻、膝股关节病
	小腿外侧	胸胁、颈项、眼、侧头部病
	足外侧	侧头、眼、耳、胁肋、发热病

三、腧穴的定位方法

腧穴的定位法又称取穴法。取穴的准确与否，将会直接影响针灸治疗疾病的疗效。因此，针灸治疗，特别强调准确取穴。《备急千金要方》载：灸时孔穴不正，无益于事，徒破好肉耳。为了准确取穴，必须掌握好腧穴的定位方法。常用腧穴定位方法有以下三种。

（一）骨度分寸定位法

骨度分寸定位法，古称"骨度法"，最早记载见于《灵枢·骨度》。此定位法是以骨节为标志，将两骨节之间的长度折量为一定的分寸，用以确定腧穴位置的方法。不论男女、老少、高矮、胖瘦，均可按一定的骨度分寸进行测量。常用的骨度分寸见表2-3、图2-3）。

表 2-3　常用骨度分寸表

分部	起　止　点	骨度分寸	度量法	说　明
头面部	前发际至后际	12寸	直寸	如前后发际不明者即从眉心至前发际作3寸，从眉心至大椎作18寸
	前额两发角之间	9寸	横寸	用于量头部的横寸
	耳后两完骨（乳突）之间	9寸		
胸腹部	歧骨（胸剑联合）至脐中	8寸	直寸	胸部与胁肋部取穴直寸，一般根据肋骨计算，第1肋骨折作1.6寸
	脐中至横骨上廉（耻骨联合上缘）	5寸		
	两乳头之间	8寸	横寸	女性可用锁骨中线代替

Note

续表

分部	起 止 点	骨度分寸	度量法	说 明
背腰部	大椎以下至尾骶	21椎	直寸	背腰部以脊柱棘突作为定穴的依据,一般肩胛骨下角相当于第7胸椎,髂嵴相当于第4腰椎
	两肩胛骨脊柱缘之间	6寸	横寸	
侧胸部	腋下至季胁	12寸	直寸	"季胁"指11肋端
上肢部	腋前纹头(腋前皱襞)至肘横纹	9寸	直寸	用于手三阴、手三阳经
	肘横纹至腕横纹	12寸		
下肢部	横骨上廉至内辅骨上廉(股骨内髁上缘)	18寸	直寸	用于足三阴经
	内辅骨下廉(胫骨内侧髁下缘)至内踝高点	13寸		
	髀枢至膝中	19寸	直寸	1. 用于足三阳经 2. "髀枢"指股骨大转子 3. "膝中"的水平线:前面相当于犊鼻穴,后面相当于委中穴
	臀横纹至膝中	14寸		
	膝中至外踝高点	16寸		
	外踝高点至足底	3寸		

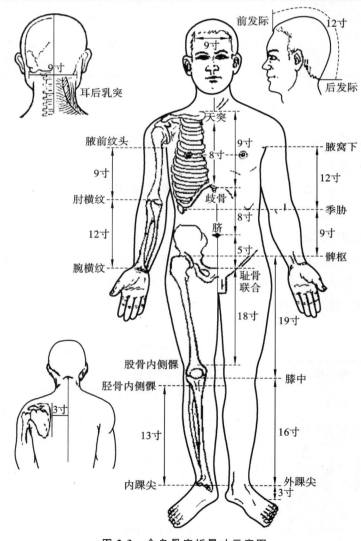

图 2-3　全身骨度折量寸示意图

（二）解剖标志定位法

1. 固定的标志　固定的标志是指体表上不因活动而出现的明显的标志。如五官、毛发、指（趾）甲、乳头、肚脐等，以及各部骨节的突起和缝隙，肌肉的隆起和凹陷，其中主要是指"骨性标志"和"肌性标查"。由于这些标志固定不移，所以有利于腧穴的定位。例如两眉之间取印堂，鼻尖取素髎，两乳之间取膻中等。

2. 活动的标志　活动的标志是指关节、肌肉、皮肤随着适当的屈伸动作而出现的标志，包括关节的间隙、肌肉和肌腱的隆起或凹陷、皮肤的皱纹等。例如取耳门、听宫、听会等应张口，取下关时应闭口，屈肘纹头取曲池等。

（三）手指同身寸定位法

手指同身寸定位法是指依据患者本人手指为尺寸折量标准来量取腧穴的定位方法，又称为"指寸法"。常用的手指同身寸法有以下三种。

1. 中指同身寸法　以中指中节桡侧两端纹头（拇、中指屈曲成环形）之间的距离作为 1 寸（图 2-4）。

2. 拇指同身寸法　以拇指的指间关节的宽度作为 1 寸（图 2-5）。

3. 横指同身寸法　将食指、中指、无名指和小指并拢，以中指第一指间关节背侧横纹横取其四指的宽度作为 3 寸。四指相并称为"一夫"，用横指同身寸量取腧穴，又称"一夫法"（图 2-6）。

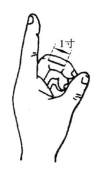

图 2-4　中指同身寸法

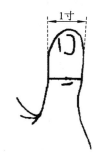

图 2-5　拇指同身寸法

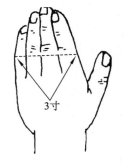

图 2-6　横指同身寸法

四、特定穴的应用

特定穴是指十四经穴中具有特定位置和特殊治疗作用的一类腧穴，包括五输穴、原络穴、俞募穴、郄穴、八会穴、八脉交会穴、下合穴、交会穴等。

1. 五输穴　十二经脉分布在肘、膝关节以下的井、荥、输、经、合五个特定腧穴，简称"五输"。《灵枢·九针十二原》指出：所出为井，所溜为荥，所注为输，所行为经，所入为合。古人把经气在经脉中的运行比作自然界的水流，五输穴从四肢末端向肘膝方向依次排列，就如同自然界的水流一样，具有由小到大、由浅入深的特点。

五输穴是临床极为常用的特定穴之一，其应用主要有两方面。

（1）五输穴主治　井穴主治急性病证；荥穴主治热证；输穴治肢体关节酸痛沉重病证；经穴治咽喉及咳喘证；合穴治五脏六腑病等。

（2）子母补泻　遵循虚则补其母，实则泻其子的理论，结合脏腑、经脉和五输穴的

Note

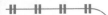

五行相生关系,虚则补其母,实则泻其子。①本经子母补泻:肺经(金)实证泻其子,取尺泽(水);肺经(金)虚证补其母,取太渊(土)。②异经子母补泻:肺经(金)实证泻其子,取肾经(水)阴谷(水),肺经(金)虚证补其母,取脾经(土)太白(土)。余经皆同。

2. 原络穴 脏腑原气输注、经过和留止于四肢部的腧穴,称为原穴。十二经原穴多分布于腕踝关节附近。阴经之原穴与五输穴中的输穴同穴名,同部位,即"阴经以输为原"。阳经经原穴位于五输穴中输穴之后的腧穴。原穴共有12个,故又称"十二原"。

十五络脉从经脉分出处各有一个腧穴,称为络穴,共有15个,故又称"十五络穴"。"络",有联络、散布之意。十二经脉各有一络脉分出,故各有一络穴。十二经脉的络穴位于四肢肘膝关节以下;任脉络穴鸠尾位于上腹部;督脉络穴长强位于尾骶部;脾之大络大包穴位于胸胁部。

原穴的应用:①主治脏腑病证:如合谷治疗大肠病,太冲治疗肝病,太渊治疗肺病等。②反映脏腑病候:如心病在神门触摸到结节,按压酸痛;胆病在丘墟按压酸痛等。③原络配穴:如肺病取其原穴太渊,同时配合大肠经络穴偏历;大肠病取其原穴合谷,同时配合肺经络穴列缺等,此又称"主客原络配穴法"。

络穴的应用:①治疗局部病证:络穴可治疗所在部位的病证。如列缺治疗手腕痛;丰隆治疗小腿疼痛及麻木不遂等。②治疗表里两经病证:如手太阴肺经的络穴列缺,既治疗手腕痛、咳喘、鼻塞、流涕,又可治疗治疗颈项部病证等。③原络配穴:如上述。

3. 俞募穴 脏腑之气输注于背腰部的腧穴称为俞穴,又称为背俞穴。六脏六腑各有一背俞穴,共12个。背俞穴均位于背腰部足太阳膀胱经第一侧线上,大体依脏腑位置的高低而上下排列,并分别冠以脏腑之名。

脏腑之气汇聚于胸腹部的腧穴称为募穴,又称为腹募穴。"募",有聚集、汇合之意。六脏六腑各有一募穴,共12个,募穴均位于胸腹部有关经脉上,其位置与其相关脏腑所处部位相近。

俞募穴的应用:①诊断疾病:脏腑有病,大多在相应的俞穴或募穴有所反应,如肺脏有病变时,肺俞或中府按压酸痛或触摸有结节,胃痛时,胃俞或中脘按压酸痛或有硬结等。②治疗脏腑五官病证:如肺俞、中府治疗咳喘、鼻塞,心俞、巨阙治疗心痛、不寐、舌痛,肝俞、期门治疗黄疸、口苦、目赤肿痛等。③阳病治阴,阴病治阳:俞穴位于背腰部属阳,募穴位于胸腹部属阴,临床上治疗五脏病证多取背俞穴,治疗六腑病证多取募穴,如胃病取中脘,肝病取肝俞等。④俞募配穴:治疗脏腑及相应五官、肢体疾病:如胃俞配中脘治疗胃病,肝俞配期门治疗肝病等。

4. 郄穴 十二经脉和奇经八脉中的阴跷脉、阳跷脉、阴维脉、阳维脉之经气深聚的部位称为郄穴,共有16个,除胃经的梁丘之外,都分布于四肢肘膝关节以下。

郄穴的应用:①协助诊断:如梁丘按压酸痛可考虑胃病;水泉触摸到硬结则考虑肾病等。②治疗急性病证和痛证:郄穴是治疗急性病证和痛证的重要腧穴,如梁丘治疗急性胃脘痛;孔最治疗咯血等。

5. 八会穴 脏、腑、气、血、筋、脉、骨、髓等经气聚会的8个腧穴称为八会穴。八会穴分散在躯干部和四肢部,其中脏、腑、气、血、骨之会穴位于躯干部;筋、脉、髓之会穴位于四肢部。

八会穴的应用,临床上多治疗其相关的病证,如五脏病证取章门,六腑病证取中脘,骨病取大杼,筋病取阳陵泉等。

6.八脉交会穴　十二经脉与奇经八脉相通的八个腧穴称为八脉交会穴,又称交经八穴。八脉交会穴均位于腕踝部的上下。

八脉交会穴的应用:临床上不但能治疗其所属脏腑经脉的病证,也可治疗所通奇经的病证,如公孙配内关,公孙通冲脉,内关通阴维脉,二穴相配常用于治疗胸闷,胸痛,心痛,胃痛,呕吐,呃逆,气上冲心等病证。

7.下合穴　六腑之气下合于足三阳经的腧穴称为下合穴,又称六腑下合穴。下合穴共有 6 个,其中胃、胆、膀胱的下合穴位于本经,大肠、小肠的下合穴位于胃经,三焦的下合穴位于膀胱经。

下合穴的应用:临床上多用于治疗六腑病证,如足三里治胃痛,上巨虚治便秘、腹痛,下巨虚治泄泻,阳陵泉治胆病,委中治疗遗尿、小便不利等。

8.交会穴　两经或数经相交会的经穴称为交会穴。交会穴多分布于头面部、躯干部。

交会穴的应用:临床上即能治疗本经病证,亦能治疗与其交会经的疾病,如三阴交属脾经,是足三阴经交会穴,它既能治疗脾脏的病证,又可治疗肾经与肝经的病证等。

Note

项目三　经络腧穴各论

任务一　十二经脉及腧穴

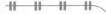

一、手太阴肺经及腧穴

（一）经脉循行

手太阴肺经起于中焦的胃脘部，向下联络大肠，回过来沿着胃的上口，贯穿膈肌，入属肺脏，从气管、喉咙横行出于胸壁外上方，走向腋下，沿上臂前边外侧，行于手少阴心经和手厥阴心包经的外面，下至肘中，再沿前臂桡侧下行，至寸口，沿大鱼际外缘出拇指之桡侧端（图 3-1）。

腕部分支：从腕后桡骨茎突上方分出，经手背虎口部至食指桡侧端，与手阳明大肠经相接。

（二）主治概要

本经腧穴主治咳嗽、气喘、咯血、咽痛、外感伤寒及经脉巡行部位的其他病证。

（三）常用腧穴

1. 尺泽* Chǐzé（LU5）　合穴

【定位】　患者正坐、仰掌并微曲肘，在肘横纹中，肱二头肌腱桡侧凹陷处（图 3-2）。

【主治】　①咳嗽，喘息，气逆；②咯血，鼻衄，喉痹；③肺痨；④心痛，心烦，胸胁满痛；⑤癃闭；⑥胃痛，腹胀，便秘，舌干；⑦瘛疭，潮热消渴；⑧腰痛，肩脊痛，肘臂挛痛。

【操作】　直刺 0.5～0.8 寸；或点刺出血，可灸。

2. 孔最* Kǒngzuì（LU6）　郄穴

【定位】　伸前臂仰掌，在前臂掌面桡侧，当尺泽与太渊连线上，腕横纹上 7 寸（图 3-3）。

【主治】　①肘臂挛痛；②咳嗽，气喘，咯血，咽喉肿痛，失音；③痔疮；④热病无汗，头痛；⑤肘臂疼痛麻木；⑥支气管炎，支气管哮喘，肺结核，肺炎；⑦肋间神经痛。

【操作】　直刺 0.5～0.8 寸；可灸。

3. 列缺* Lièquē（LU7）　络穴、八脉交会穴

【定位】　前臂桡侧缘，桡骨茎突上方，腕横纹上 1.5 寸（图 3-4）。

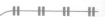

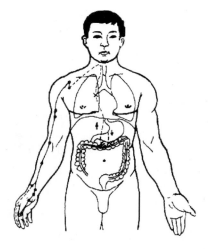

图 3-1　手太阴肺经脉循行示意图

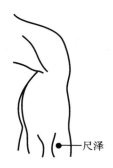

图 3-2　尺泽

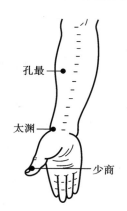

图 3-3　孔最、太渊、少商

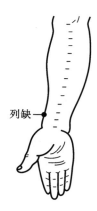

图 3-4　列缺

【主治】　①咳嗽,气喘,咽喉痛,感冒;②口眼歪斜,偏正头痛,外感头痛,项强;③牙痛;④桡神经麻痹,腕关节及其周围软组织疾患;⑤神经性头痛,⑥荨麻疹;⑦无脉证。

【操作】　向肘部斜刺 0.2~0.3 寸;可灸。

4. 太渊* Tàiyuān(LU9)　输穴、原穴,脉会穴

【定位】　腕掌侧横纹桡侧,桡动脉搏动处(图 3-3)。

【主治】　①咳嗽,气喘,咳血;②感冒咳嗽,支气管炎,百日咳,肺结核;③心绞痛;④肋间神经痛,腕关节疼痛及周围软组织疾患。

【操作】　直刺 0.2~0.3 寸;可灸。

5. 鱼际* Yújì(LU10)　荥穴

【定位】　在手拇指本节(第 1 掌指关节)后凹陷处,约当第 1 掌骨中点桡侧,赤白肉际处(图 3-3)。

【主治】　①咳嗽,气喘,咯血,胸痛;②发热,咽喉肿痛,失音等;③肘臂手指挛痛,指麻瘫痪;④小儿疳积。

【操作】　直刺 0.3~0.5 寸,或用三棱针点刺出血。

6. 少商* Shàoshāng(LU11)　井穴

【定位】　拇指末节桡侧,距指甲角 0.1 寸(图 3-3)。

Note

【主治】 ①感冒,咳嗽,喉痹,鼻衄,中暑呕吐;②心下满;③中风昏迷,癫狂;④小儿惊风;⑤热病,肺炎,扁桃体炎,腮腺炎。

【操作】 向腕平刺 0.2～0.3 寸,或三棱针点刺出血;可灸。

7. 其他腧穴 见表 3-1。

表 3-1 手太阴肺经其他腧穴

腧 穴	定 位	主 治
中府 Zhōngfǔ(LU1) 肺之募穴、交会穴	取仰卧位,自乳头(男子)向外 2 寸处,再直线向上摸取肋骨,第一肋间隙处	①咳嗽,气喘,少气不得息,肺胀满,胸中痛,胸中烦热,咳吐脓血,喉痹;②伤寒;③鼻流浊涕,肺痈,肺痨
云门 Yúnmén(LU2)	在胸前壁外上方,肩胛骨喙突上方,前正中线旁开 6 寸,锁骨下窝凹陷处	①咳嗽,气短,胸满,胸中烦热,胸痛,引缺盆痛;②伤寒四肢热不已,瘿气,疝气上冲心,暴心腹痛,胁痛引背,肩痛不举;③四肢逆冷
天府 Tiānfǔ(LU3)	位于臂内侧面,肱二头肌桡侧缘,腋前纹头下 3 寸处	①咳嗽,气喘,支气管炎及哮喘;②目眩,远视,口鼻出血,多睡,恍惚善忘及瘿气;③上臂外侧前廉痛
侠白 Xiábái(LU4)	在臂内侧面,肱二头肌桡侧缘,腋前纹头下 4 寸,或肘横纹上 5 寸处	①咳嗽,气喘,气短,咽喉肿痛,干呕,烦满;②心悸,上臂前外侧痛;③白癜风,瘾疹
经渠 Jīngqú(LU8) 经穴	在前臂掌面桡侧,桡骨茎突与桡动脉之间凹陷处,腕横纹上 1 寸	①咳嗽气喘,胸闷胸痛,咽喉肿痛;②手腕痛,掌中热;③落枕

数字课件 3-2

二、手阳明大肠经及腧穴

(一)经脉循行

手阳明大肠经起于食指桡侧端,沿食指桡侧上行,出走于第一、二掌骨之间,进入伸拇长、短肌腱之中,沿着前臂桡侧,向上进入肘弯外侧,再沿上臂后边外侧上行,至肩部,向后与督脉在大椎穴处相会,然后向前进入锁骨上窝,联络肺脏,向下贯穿膈肌,入属大肠(图 3-5)。

缺盆分支:从锁骨上窝走向颈部,通过面颊,进入下齿中,回过来挟着口唇两旁,在人中处左右交叉,上挟鼻孔两旁,与足阳明胃经相接。

(二)主治概要

本经腧穴主要治疗头面、五官、咽喉、神志、热病,以及经脉循行部位的其他病证。

(三)常用腧穴

1. 商阳 * Shāngyáng(LI1) 井穴

【定位】 在食指桡侧,距指甲根角 0.1 寸处(图 3-6)。

【主治】 ①咽喉肿痛,齿痛,腮肿,目赤,耳鸣耳聋;②热病汗不出,胸中热满,咳

Note

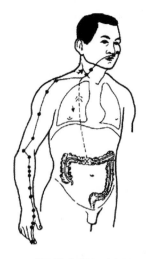

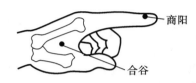

图 3-5　手阳明大肠经脉循行示意图　　　　图 3-6　商阳、合谷

喘;③晕厥,中风昏迷;④手指麻木;⑤咽炎,喉炎,扁桃体炎,腮腺炎,脑出血,高热。

【操作】　直刺 0.1~0.2 寸,或用三棱针点刺放血。

2. 合谷* Hégǔ(LI4)　原穴

【定位】　在手背,第一、二掌骨间,第二掌骨桡侧的中点处(图 3-6)。

【主治】　①指挛,手指屈伸不利;②头痛,眩晕,鼻衄,鼻渊,耳聋,齿痛,面肿,疟腮,失音,咳嗽;③臂痛,上肢不遂,胃腹痛,便秘,痢疾;④发热恶寒,小儿惊风;⑤滞产;⑥疟疾;⑦面神经麻痹,面肌痉挛,三叉神经痛;⑧电光性眼炎,近视眼;⑨腮腺炎,扁桃体炎,舌炎,牙龈炎,牙痛;⑩皮肤瘙痒,荨麻疹。

【操作】　直刺 0.5~0.8 寸;可灸。

3. 手三里* Shǒusānlǐ(LI10)

【定位】　阳溪与曲池连线上,肘横纹下 2 寸(图 3-7)。

【主治】　①手臂麻痛,肘挛不伸;②偏瘫,齿痛,失音;③腹胀,吐泻;④眼目诸疾,面神经瘫痪,咽喉痛。

【操作】　直刺 0.5~0.8 寸;可灸。

4. 曲池* Qūchí(LI11)　合穴

【定位】　在肘横纹外侧端,屈肘,当尺泽与肱骨外上髁连线中点(图 3-8)。

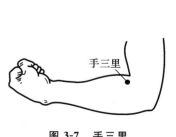

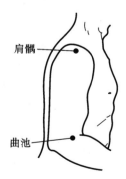

图 3-7　手三里　　　　　　　图 3-8　肩髃、曲池

21

【主治】 ①手臂肿痛,上肢不遂,手肘无力;②咽喉肿痛,齿痛,瘰疬;③腹痛,吐泻,痢疾;④疮,疥,瘾疹,丹毒,热病;⑤心中烦满,高血压;⑥月经不调,瘐疭,癫狂,善惊;⑦流行性感冒,胸膜炎,甲状腺肿大,扁桃体炎。

【操作】 直刺0.8~1.2寸;可灸。

5. 肩髃* Jiānyú(LI15)

【定位】 在肩部,臂外展向前平伸时,肩峰前下方凹陷处(图3-8)。

【主治】 ①肩臂痛,手臂挛急,半身不遂;②瘾疹,瘰疬诸瘿;③肩周炎,上肢瘫痪,臂神经痛。

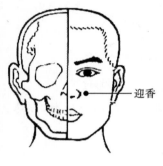

图3-9 迎香

【操作】 刺0.5~0.8寸;可灸。

6. 迎香* Yíngxiāng(LI20)

【定位】 鼻翼外缘中点旁,当鼻唇沟中(图3-9)。

【主治】 ①鼻塞,不闻香臭,鼻衄,鼻渊,鼻息肉;②口眼歪斜,面痒,面浮肿,嗅觉减退;③面神经麻痹,面肌痉挛;④胆道蛔虫。

【操作】 直刺0.1~0.2寸,或斜刺0.3~0.5寸;可灸。

7. 其他腧穴 见表3-2。

表3-2 手阳明大肠经其他腧穴

腧　穴	定　位	主　治
二间 Èrjiān(LI2)　荥穴	微握拳,在手食指本节(第2掌指关节)前,桡侧凹陷处	①咽肿;②口眼斜;③身热;④心惊;⑤牙痛;⑥肩痛
三间 Sānjiān(LI3)　输穴	微握拳,在食指桡侧,第2掌指关节后凹陷处	①身热头痛,咽喉肿痛,口干齿痛,鼻衄目痛;②胸闷气喘,腹胀肠鸣,泄泻痢疾;③肩臂疼痛,上肢瘫痪,手指及手背肿痛,手指屈伸不利;④牙痛,三叉神经痛;⑤急性结膜炎,青光眼;⑥手指肿痛,肩关节周围炎
偏历 Piānlì(LI6)　络穴	在阳溪与曲池连线上,腕横纹上3寸处	①目赤,耳鸣,鼻衄,口眼歪斜,牙痛,喉痹,咽干,颊肿;②小便不利,水肿;③癫疾;④肩膊肘腕酸痛,疟疾
温溜 Wēnliū(LI7)　郄穴	在阳溪与曲池穴连线上,腕横纹上5寸处	①头痛,鼻衄,牙痛,吐涎,咽喉肿痛;②肠鸣,腹痛,泄泻,癫狂,痫证,吐舌;③疟疾;④疔痈;⑤四肢肿,肩臂痠痛不举,伤寒,颈痛
上廉 Shànglián(LI9)	在阳溪与曲池穴连线上,肘横纹下3寸处,屈肘取穴	①腹痛,肠鸣,泄泻;②头痛,头晕;③半身不遂,手足不仁,手臂肩膊疼痛,膝肿,喘息等

续表

腧穴	定位	主治
肘髎 Zhǒuliáo（LI12）	在曲池穴上方，肱骨边缘处，从曲池向外斜上1寸，当肱三头肌的外缘处取穴	①肘臂痛，麻木，上肢瘫痪，嗜卧；②肩周炎，肱骨外上髁炎等肘关节病
手五里 Shǒuwǔlǐ（LI13）	在臂外侧，当曲池与肩髃连线上，曲池上3寸处取穴	①咳嗽，咳血，心下胀满；②中风偏瘫，肘臂疼痛挛急；③寒热疟疾，身黄嗜卧；④瘰疬、肘臂疼痛挛急
臂臑 Bìnào（LI14）	三角肌止点处，当曲池穴与肩髃穴连线上，曲池穴上七寸处	①上肢瘫痪或疼痛，肩周炎；②眼病；③颈淋巴结核，头痛
巨骨 Jùgǔ（LI16）	在肩端上，当锁骨肩峰端与肩胛冈之间的凹陷处；正坐垂肩，在肩锁关节后缘，当锁骨与肩胛冈形成的叉骨间取穴	①瘰疬，瘿气，瘾疹，惊痫，吐血；②肩背痛，不得屈伸，半身不遂
天鼎 Tiāndǐng（LI17）	在颈侧面，扶突穴直下1寸，当胸锁乳突肌后缘处	①咽喉肿痛，不得息，暴喑，气哽，喉中痰鸣；②食饮不下，瘿气，瘰疬等
扶突 Fútū（LI18）	在喉结旁开3寸，当胸锁乳突肌前、后缘之间	①咳嗽，气喘，咽喉肿痛，暴喑；②瘰疬，瘿气
口禾髎 Kǒuhéliáo（LI19）	在鼻孔外缘直下，水沟穴旁开0.5寸处	①鼻疮，息肉，鼻塞鼻衄，鼻流清涕；②牙关紧闭，口歪等
阳溪 Yángxī（LI5）经穴	在腕上桡侧，当拇短伸肌腱与拇长伸肌腱之间凹陷处	①头痛，咽喉肿痛，齿痛，耳鸣，耳聋，目齿肿痛；②热病心烦，癫狂；③腕臂酸痛
下廉 Xiàlián（LI8）	在前臂背面桡侧，当阳溪与曲池连线上，肘横纹下4寸处	①腹痛，腹胀，腹中痞块，完谷不化，泄泻；②头风，眩晕；③目痛，唇干，流口水，气喘；④尿血；⑤上肢不遂；⑥狂言；⑦乳痈；⑧毛发焦脱

三、足阳明胃经及腧穴

（一）经脉循行

足阳明胃经起于鼻翼旁，挟鼻上行，左右侧交会于鼻根部，旁行入目内眦，与足太阳经相交，向下沿鼻柱外侧，入上齿中，还出，挟口两旁，环绕嘴唇，在颏唇沟承浆穴处左右相交，退回沿下颌骨后下缘到大迎穴处，沿下颌角上行过耳前，经过上关穴，沿发际，到额前（图3-10）。

面部分支：从大迎穴前方下行到人迎穴，沿喉咙向下后行至大椎，折向前行，入缺盆，下行穿过膈肌，属胃，络脾。

缺盆分支：从缺盆出体表，沿乳中线下行，挟脐两旁，下行至腹股沟外的气街穴。

胃部分支：从胃下口幽门处分出，沿腹腔内下行到气街穴，与直行之脉会合，而后

数字课件 3-3

Note

下行大腿前侧,至膝膑沿下肢胫骨前缘下行至足背,入足第二趾外侧端。

胫部分支:从膝下 3 寸处分出,下行入中趾外侧端。

足跗分支:从足背上冲阳穴分出,前行入足大趾内侧端,与足太阴脾经相接。

（二）主治概要

本经腧穴主治胃肠病、头面五官病、神志病、热病及经脉循行部位的其他病证。

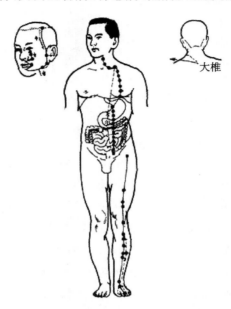

图 3-10　足阳明胃经循行示意图

（三）常用腧穴

1．地仓* Dìcāng（ST4）

【定位】　在面部,口角外侧,上直瞳孔（图 3-11）。

【主治】　①口角歪斜,流涎,齿痛颊肿,眼睑𥆧动;②面神经麻痹,三叉神经痛。

【操作】　直刺 0.2 寸,或向颊车方向平刺 0.5～0.8 寸;可灸。

2．颊车* Jiáchē（ST6）

【定位】　在面颊部,下颌角前上方约一横指,当咀嚼时咬肌隆起,按之凹陷处（图 3-12）。

【主治】　①口眼歪斜,颊肿,齿痛,牙关紧闭;②三叉神经痛,颞颌关节炎,咬肌痉挛,腮腺炎,面神经麻痹。

【操作】　直刺 0.3～0.4 寸,或向地仓方向斜刺 0.5～0.7 寸;可灸。

3．下关* Xiàguān（ST7）

【定位】　在面部耳前,当颧弓与下颌切迹所形成的凹陷中（图 3-12）。

【主治】　①齿痛,牙关开合不利,面疼;②口眼歪斜,耳聋,耳鸣,聤耳,眩晕;③下颌关节炎,咬肌痉挛;④中耳炎,面神经麻痹,聋哑。

【操作】　直刺 0.3～0.5;可灸。

4．头维* Tóuwéi（ST8）

【定位】　在头侧部,当额角发际上 0.5 寸,头正中线旁 4.5 寸（图 3-12）。

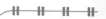

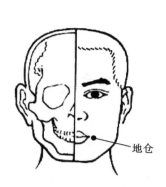

图 3-11　地仓

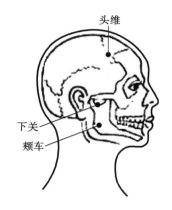

图 3-12　头维、下关、颊车

【主治】　①头痛,眼痛,目眩,迎风流泪,眼睑瞤动,视物不明;②神经血管性头痛,面神经麻痹,眼轮匝肌痉挛。

【操作】　向下或向后,平刺 0.5～0.8 寸。

5. 天枢* Tiānshū(ST25)

【定位】　脐中旁开 2 寸(图 3-13)。

【主治】　①腹胀肠鸣,肠痈痢疾,泄泻,呕吐,癥瘕;②痛经,月经不调,疝气,水肿;③急慢性胃肠炎,阑尾炎,消化不良。

【操作】　直刺 0.8～1.2 寸;可灸。

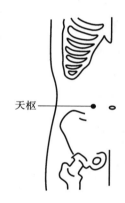

图 3-13　天枢

6. 足三里* Zúsānlǐ(ST36)

【定位】　在小腿前外侧,当犊鼻下 3 寸,距胫骨前缘一横指(图 3-14)。

【主治】　①下肢不遂,胃痛,呕吐,腹胀,肠鸣,消化不良,泄泻,便秘,痢疾,疳积,水肿;②喘咳痰多;③乳痈;④头晕,鼻疾,耳鸣;⑤心悸气短,癫狂,中风,体虚羸瘦;⑥急、慢性胃炎,胃或十二指肠溃疡,急、慢性胰腺炎,肝炎,消化不良,急、慢性肠炎,细菌性痢疾,阑尾炎;⑦神经性头痛,高血压,癫痫,神经衰弱。

【操作】　直刺 0.5～1.5 寸;可灸。

7. 上巨虚* ShàngJùXū(ST37)

【定位】　在小腿前外侧,当犊鼻下 6 寸,距胫骨前缘一横指(图 3-14)。

【主治】　①中风瘫痪;②痢疾,泄泻,便秘,腹胀,肠鸣,肠痈,急性细菌性痢疾,急性肠炎,单纯性阑尾炎。

【操作】　直刺 0.5～1.2 寸;可灸。

8. 丰隆* Fēnglóng(ST40)

【定位】　在小腿前外侧,当外踝尖上 8 寸,条口外,距胫骨前缘二横指(图 3-14)。

【主治】　①下肢酸痛,痿痹;②痰多,哮喘,咳嗽,咽喉肿痛;③头痛,头晕,癫狂,善笑,痫证,神经衰弱,精神分裂症;④高血压,耳源性眩晕;⑤支气管炎。

【操作】　直刺 0.5～1.2 寸;可灸。

Note

9. 内庭* Nèitíng(ST44) 荥穴

【定位】 在足背,当二、三趾间,趾蹼缘后方赤白肉际处(图 3-15)。

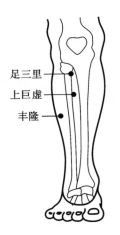

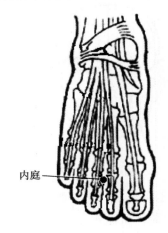

图 3-14　足三里、上巨虚、丰隆　　　　　　　图 3-15　内庭

【主治】 ①下肢痿痹;②头痛,眩晕,眉棱骨痛,腹胀,便秘;③神经性头痛,消化不良,胃炎,肠炎,癫痫;④面神经麻痹;⑤踝关节及其周围软组织疾患。

【操作】 直刺或斜刺 0.3～0.5 寸;可灸。

10. 其他腧穴 见表 3-3。

表 3-3　足阳明胃经其他腧穴

腧　穴	定　位	主　治
承泣 Chéngqì(ST1)	瞳孔直下,当眼球与眶下缘之间	①目赤肿痛,流泪,夜盲,眼睑瞤动;②口眼歪斜
四白 Sìbái(ST2) 交会穴	瞳孔直下,当眶下孔凹陷处	①目赤痛痒,目翳,眼睑瞤动;②口眼歪斜,头痛眩晕
巨髎 Jùliáo(ST3) 交会穴	瞳孔直下,平鼻翼下缘处,当鼻唇沟外侧	①口眼歪斜,眼睑瞤动;②鼻衄,齿痛,唇颊肿
大迎 Dàyíng(ST5)	在下颌角前方,咬肌附着部前缘,当面动脉搏动处	①口歪,口噤;②颊肿,齿痛
人迎 Rényíng(ST9) 交会穴	在颈部,喉结旁,当胸锁乳突肌的前缘,颈总动脉搏动处	①咽喉肿痛,气喘;②瘰疬,瘿气;③高血压
水突 Shuǐtū(ST10)	在颈部,胸锁乳突肌的前缘,当人迎与气舍连线的中点	①咽喉肿痛;②咳嗽,气喘
气舍 Qìshě(ST11)	当锁骨内侧端的上缘,胸锁乳突肌的胸骨头与锁骨头之间	①咽喉肿病;②气喘,呃逆;③瘿瘤,瘰疬,颈项强
缺盆 Quēpén(ST12)	在锁骨上窝中央,距前正中线 4 寸	①咳嗽,气喘,咽喉肿痛;②缺盆中痛,瘰疬
气户 Qìhù(ST13)	当锁骨中点下缘,距前正中线 4 寸	①咳嗽,气喘,呃逆;②胸胁支满,胸痛

续表

腧　　穴	定　　位	主　　治
库房 Kùfáng（ST14）	在胸部，当第 1 肋间隙，距前正中线 4 寸	①咳嗽，气喘，咳唾脓血；②胸肋胀痛
屋翳 Wūyì（ST15）	在胸部，当第 2 肋间隙，距前正中线 4 寸	①咳嗽，气喘，咳唾脓血；②胸肋胀痛；③乳痈
膺窗 Yīngchuāng（ST16）	在胸部，当第 3 肋间隙，距前正中线 4 寸	①咳嗽，气喘；②胸肋胀痛；③乳痈
乳中 Rǔzhōng（ST17）	在胸部，当第 4 肋间隙，乳头中央，距前正中线 4 寸	本穴不针不灸，只作胸腹部腧穴的定位标志
乳根 Rǔgēn（ST18）	在胸部，当乳头直下，乳房根部，当第 5 肋间隙，距前正中线 4 寸	①咳嗽，气喘；②呃逆，胸痛；③乳痈，乳汁少
不容 Bùróng（ST19）	在上腹部，当脐中上 6 寸，距前正中线 2 寸	①呕吐，胃病；②食欲不振，腹胀
承满 Chéngmǎn（ST20）	在上腹部，当脐中上 5 寸，距前正中线 2 寸	①胃痛，吐血；②食欲不振，腹胀
梁门 Liángmén（ST21）	在上腹部，当脐中上 4 寸，距前正中线 2 寸	①胃痛，呕吐；②食欲不振，腹胀，泄泻
关门 Guānmén（ST22）	在上腹部，当脐中上 3 寸，距前正中线 2 寸	①腹胀，腹痛，肠鸣泄泻；②水肿
太乙 Tàiyǐ（ST23）	在上腹部，当脐中上 2 寸，距前正中线 2 寸	①胃病；②心烦，癫狂
滑肉门 Huáròumén（ST24）	在上腹部，当脐中上 1 寸，距前正中线 2 寸	①胃痛，呕吐；②癫狂
外陵 Wàilíng（ST26）	在下腹部，当脐中下 1 寸，距前正中线 2 寸	①腹痛，疝气；②痛经
大巨 Dàjù（ST27）	在下腹部，当脐中下 2 寸，距前正中线 2 寸	①小腹胀满，小便不利；②疝气；③遗精，早泄
水道 Shuǐdào（ST28）	在下腹部，当脐中下 3 寸，距前正中线 2 寸	①小腹胀满，小便不利；②痛经，不孕；③疝气
归来 Guīlái（ST29）	在下腹部，当脐中下 4 寸，距前正中线 2 寸	①腹痛；②疝气；③月经不调，白带，阴挺
气冲 Qìchōng（ST30）	在腹股沟稍上方，当脐中下 5 寸，距前正中线 2 寸	①肠鸣腹痛；②疝气；③月经不调，不孕，阳痿，阴肿
髀关 Bìguān（ST30）	在大腿前面，当髂前上棘与髌底外侧端的连线上，屈髋时，平会阴，居缝匠肌外侧凹陷处	①腰痛膝冷，痿痹；②腹痛

27

续表

腧　穴	定　位	主　治
伏兔 Fútù(ST32)	在大腿前面,当髂前上棘与髌底外侧端的连线上,髌底上6寸	①腰痛膝冷,下肢麻痹;②疝气;③脚气
阴市 Yīnshì(ST33)	在大腿前面,当髂前上棘与髌底外侧端的连线上,髌底上3寸	①腿膝痿痹,屈伸不利;②疝气,腹胀腹痛
梁丘 Liángqiū(ST34)	大腿前面,当髂前上棘与髌底外侧端的连线上,髌底上2寸	①膝肿痛,下肢不遂;②胃痛;③乳痈;④血尿
犊鼻 Dúbí(ST35)	屈膝,在膝部,髌骨与髌韧带外侧凹陷中	①膝痛,下肢麻痹,屈伸不利;②脚气
条口 Tiáokǒu(ST38)	在小腿前外侧,当犊鼻下8寸	①脘腹疼痛;②下肢痿痹,转筋,跗肿,肩臂痛
下巨虚 Xiàjùxū(ST39) 合穴	在小腿前外侧,当犊鼻下9寸,距胫骨前缘一横指(中指)	①小腹痛,泄泻,痢疾;②乳痈;③下肢痿痹
解溪 Jiěxī(ST41) 经穴	在足背与小腿交界处的横纹中央凹陷处,当拇长伸肌腱与趾长伸肌腱之间	①头痛,眩晕,癫狂;②腹胀,便秘;③下肢痿痹
冲阳 Chōngyáng(ST42) 原穴	在足背最高处,当拇长伸肌腱和趾长伸肌腱之间,足背动脉搏动处	①口眼歪斜,面肿,齿痛;②癫痫;③胃病;④足痿无力
陷谷 Xiàngǔ(ST43) 输穴	在足背,当第2、3跖骨结合部前方凹陷处	①面目浮肿,水肿;②肠鸣腹痛;③足背肿痛
内庭 Nèitíng(ST44) 荥穴	在足背,第2趾与第3趾之间,趾蹼缘后方赤白肉际处	①齿痛,咽喉肿病,口歪,鼻衄;②胃病吐酸,腹胀,泄泻,痢疾,便秘;③热病;④足背肿痛
厉兑 Lìduì(ST45) 井穴	在足第2趾末节外侧,距趾甲角0.1寸	①鼻衄;②齿痛,咽喉肿痛,腹胀;③热病,多梦,癫狂

四、足太阴脾经及腧穴

(一)经脉循行

足太阴脾经起于足大趾内侧端,沿足大趾内侧赤白肉际过第一跖骨基底部后,经内踝前下方往上循行于小腿内侧的中间即胫骨后缘,至内踝8寸处交出足厥阴经之前,经膝股部内侧前缘往上循行至腹部,属脾络胃,上膈,夹咽连舌根,散布于舌下(图3-16)。

胃部分支:从胃穿过膈,注于心中,与心经相接。

(二)主治概要

本经腧穴主治脾胃病、妇科病、前阴病及经脉循行部位的其他病证。

数字课件 3-4

Note

（三）常用腧穴

1．隐白* Yǐnbái（SP1）　井穴

【定位】　足大趾内侧端，距趾甲根角 0.1 寸（图 3-17）。

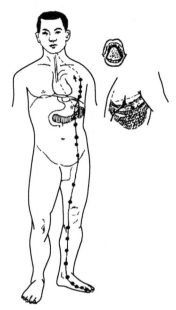

图 3-16　足太阴脾经循行示意图

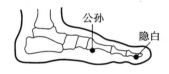

图 3-17　公孙、隐白

【主治】　①脾不统血之出血证，如月经过多、便血、尿血等；②神志病证，如癫狂，多梦，惊风。

【操作】　浅刺 0.1 寸；可灸。

2．公孙* Gōngsūn（SP4）　络穴；八脉交会穴（通于冲脉）

【定位】　第 1 跖骨基底部的前下方，赤白肉际处（图 3-17）。

【主治】　①肠胃病证，如胃痛、呕吐、腹痛、腹泻、痢疾等；②冲脉病证，如胸闷、逆气冲心。

【操作】　直刺 0.5～1 寸。

3．三阴交* Sānyīnjiāo（SP6）

【定位】　足内踝尖上 3 寸，胫骨内侧缘后方（图 3-18）。

【主治】　①脾胃虚弱诸证，如腹胀，腹泻，肠鸣；②生殖泌尿系统病，如月经不调，痛经，带下，不孕，滞产，遗精，阳痿，遗尿，小便不利，水肿；③下肢局部疾病，如下肢痿痹；④阴虚诸证；⑤心悸，失眠，高血压。

【操作】　直刺 1～1.5 寸；可灸；孕妇禁针。

4．阴陵泉* Yīnlíngquán（SP9）　合穴

【定位】　小腿内侧，胫骨内侧髁下方凹陷处（图 3-18）。

【主治】　①脾不运化所致的水湿病，如腹泻，水肿，小便不利，黄疸等；②膝痛。

【操作】　直刺 1～2 寸。

5．血海* Xuèhǎi（SP10）

【定位】　大腿内侧，髌骨内上缘上 2 寸，股四头肌内侧头隆起处（图 3-19）。

Note

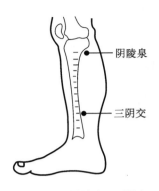

图 3-18　阴陵泉、三阴交

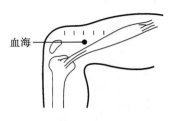

图 3-19　血海

【主治】　①血虚或血瘀性疾病：月经不调，痛经，经闭等；②血热性皮肤病，如风疹，湿疹，丹毒等。

【操作】　直刺 1～1.5 寸。

6. 其他腧穴　见表 3-4。

表 3-4　足太阴脾经其他腧穴

腧　穴	定　位	主　治
大都　Dàdū(SP2) 荥穴	足大趾内侧，第一跖趾关节前下方赤白肉际处	①脾胃病；②热病，无汗
太白　Tàibái(SP3) 输穴；原穴	足背内侧，第一跖骨小头后缘赤白肉际处	①脾胃病；②体重节痛
商丘　Shāngqiū(SP5) 经穴	内踝尖前下方凹陷处	①脾胃病；②内踝痛
漏谷　Lòugǔ(SP7)	内踝尖上 6 寸，胫骨内侧后缘	①小便不利；②下肢痿痹
地机　Dìjī(SP8) 郄穴	阴陵泉下 3 寸	①痛经、崩漏；②水肿
箕门　Jīmén(SP11)	血海穴直上 6 寸	①小便不利；②腹股沟肿痛
冲门　Chōngmén(SP12)	耻骨联合上缘中点旁开 3.5 寸	①疝气；②胎气上冲
府舍　Fǔshě(SP13)	冲门穴外上方 0.7 寸	①腹痛；②疝气
腹结　Fùjié(SP14)	大横穴下 1.3 寸	①腹痛，食积；②疝气
大横　Dàhéng(SP15)	肚脐旁开 4 寸	腹痛，腹泻，便秘
腹哀　Fùāi(SP16)	大横穴上 3 寸	脾胃肠腑病
食窦　Shídòu(SP17)	第 5 肋间隙，前正中线旁开 6 寸	①胸胁胀痛；②胃气失降性疾病
天溪　Tiānxī(SP18)	第 4 肋间隙，前正中线旁开 6 寸	①胸胁疼痛；②乳痈，乳汁少
胸乡　Xiōngxiāng(SP19)	第 3 肋间隙，前正中线旁开 6 寸	胸胁胀痛
周荣　Zhōuróng(SP20)	第 2 肋间隙，前正中线旁开 6 寸	①咳嗽，气逆；②胸胁胀满
大包　Dàbāo(SP21) 脾之大络	腋中线上，第 6 肋间隙处	①全身疼痛；②岔气；③四肢无力

五、手少阴心经及其腧穴

（一）经络循行

手少阴心经起于心中，出来属于心系（心脏周围脉管等组织），向下贯穿膈肌，联络小肠（图 3-20）。

数字课件 3-5

向上分支：从心系向上，挟着食道上端两旁，连系目系（眼球与脑相连的组织）。

直行分支：从心系上肺，斜走出于腋下，沿上肢前边，行于手太阴经和手厥阴心包经的内侧，下行肘节，沿前臂尺侧，到手掌后豌豆骨突起处，进入掌中，沿小指桡侧出其末端与手太阳小肠经相接。

（二）主治概要

本经腧穴主治心疾、神志病及经脉循行所过部位的其他病证。

（三）常用腧穴

1. 少海* Shàohǎi（HT3） 合穴

【定位】 屈肘，肘横纹内侧端与肱骨内上髁连线的中点处（图 3-21）。

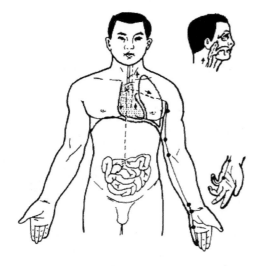

图 3-20 手少阴心经循行示意图

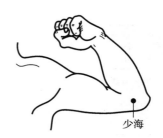

图 3-21 少海

【主治】 ①心病、神志病，如心痛、癫症等；②肘臂挛痛，臂麻手颤，腋胁部痛。

【操作】 直刺 0.5～1 寸。

2. 通里* Tōnglǐ（HT5） 络穴

【定位】 前臂内侧缘，腕横纹上 1 寸，当尺侧腕屈肌腱的桡侧缘（图 3-22）。

【主治】 ①心病，如心悸、怔忡等；②舌强不语，暴喑；③腕臂痛。

【操作】 直刺 0.3～0.5 寸，不宜深刺，留针时不可屈腕。

3. 阴郄* Yīnxì（HT6） 郄穴

【定位】 手腕内侧缘，腕横纹上 0.5 寸，当尺侧腕屈肌腱的桡侧缘（图 3-22）。

【主治】 ①心病，如心痛、惊悸等；②阴虚盗汗；③吐血，衄血。

【操作】 直刺 0.3～0.5 寸，不宜深刺，留针时不可屈腕。

4. 神门* Shénmén(HT7) 原穴;输穴

【定位】 手腕内侧腕横纹线上,当尺侧腕屈肌腱的桡侧缘(图3-22)。

【主治】 ①心病、神志病,如心痛、心烦、惊悸、失眠、健忘、痴呆、癫狂等;②高血压;③胸胁痛。

【操作】 直刺0.3～0.5寸。

5. 少冲* Shàochōng(HT8) 井穴

【定位】 在小手指桡侧,指甲根角旁开0.1寸处(图3-23)。

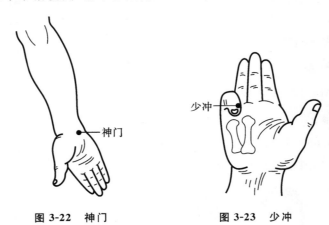

图3-22 神门　　　　　　　图3-23 少冲

【主治】 ①心病,神志病,如心痛、心烦、癫狂、昏迷等;②热病;③胸胁痛。

【操作】 浅刺0.1寸,或点刺出血。

6. 其他腧穴 见表3-5。

表3-5 手少阴心经其他腧穴

腧　　　穴	定　　位	主　　治
极泉 Jíquán(HT1)	腋窝正中	①心疾;②肩臂胁肋痛;③上肢痿证
青灵 Qīnglíng(HT2)	少海穴上3寸,肱二头肌尺侧缘	①胁痛,肩臂痛;②头痛
灵道 Língdào(HT4)　经穴	前臂内侧缘,腕横纹上1.5寸,当尺侧腕屈肌腱的桡侧缘	①悲恐善笑;②暴喑;③肘臂挛痛
少府 Shàofǔ(HT8)　荣穴	手掌面,第4、5掌骨间,握拳时小指与无名指指端之间	①心胸病;②小指挛痛

六、手太阳小肠经及腧穴

(一) 经络循行

手太阳小肠经起于手小指尺侧端,沿手掌尺侧缘上行,出尺骨茎突,沿前臂后边尺侧直上,出尺骨鹰嘴和肱骨内上踝之间,向上沿上臂后边内侧,出行到肩关节后面,绕行肩胛,在大椎穴与督脉相会,向前进入缺盆,深入体腔,联络心脾,沿着食道下行,贯穿膈肌,到达胃部,入属小肠(图3-24)。

缺盆分支:从锁骨上窝沿颈上颊,到外眼角,折回来进入耳中。

面部分支:从面颊部分出,行至眶下,到达鼻根部的内眼角,与足太阳膀胱经相接。

数字课件 3-6

Note

（二）主治概要

本经腧穴主治头、项、耳、目、咽喉病，热病、神志病及经脉循行所过部位的其他病证。

（三）常用腧穴

1．少泽* Shàozé（SI1）　井穴

【定位】　手小指尺侧指甲角旁开 0.1 寸（图 3-25）。

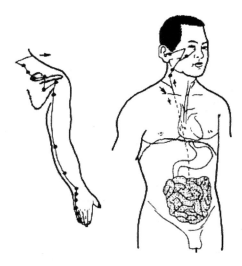

图 3-24　手太阳小肠经循行示意图

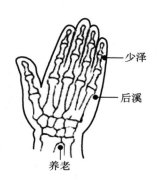

图 3-25　少泽、后溪、养老

【主治】　①乳疾，如乳少，乳痈；②头面五官热病，如头痛，目赤，咽喉肿痛；③急症，如昏迷等。

【操作】　浅刺 0.1～0.2 寸，或点刺出血。

2．后溪* Hòuxī（SI3）　输穴；八脉交会穴（通于督脉）

【定位】　手掌尺侧，微握拳，第 5 掌指关节后缘赤白肉际处（图 3-25）。

【主治】　①太阳经型各种痛症，如头痛、项痛、肩臂手指疼痛、腰背痛等；②手指拘挛；③头面五官热病，如耳聋，目赤，咽喉肿痛等。

【操作】　直刺 0.5～1 寸，刺向合谷。

3．养老* Yǎnglǎo（SI6）　郄穴

【定位】　手掌面向胸，在前臂背面，尺骨茎突的桡侧骨缝当中（图 3-25）。

【主治】　①目视不明；②强身保健；③肩、背、肘、臂酸痛。

【操作】　直刺或斜刺 0.5～0.8 寸；强身保健可用温和灸。

4．肩贞* Jiānzhēn（SI9）

【定位】　臂内收，腋后横纹头上 1 寸（图 3-26）。

【主治】　①肩臂疼痛，上肢不遂；②瘰疬。

【操作】　直刺或斜刺 0.5～1 寸；不可向内侧深刺。

5．天宗* Tiānzōng（SI11）

【定位】　在肩胛部，冈下窝中央凹陷处，约肩胛冈下缘与肩胛下角之间的上 1/3 处（图 3-26）。

Note

【主治】 ①局部病证,如肩臂背部疼痛、肩背部损伤;②气喘。

【操作】 直刺或斜刺 0.5～1 寸;遇到阻力不可强行进针。

6. 肩外俞* Jiānwàishū(SI14)

【定位】 第 1 胸椎棘突下旁开 3 寸(图 3-26)。

【主治】 ①肩背疼痛;②颈项强急痛。

【操作】 直刺或斜刺 0.5～1 寸。

7. 肩中俞* Jiānzhōngshū(SI15)

【定位】 第 7 颈椎棘突下旁开 2 寸(图 3-26)。

【主治】 ①肩背疼痛;②咳嗽,气喘。

【操作】 直刺或斜刺 0.5～1 寸。

8. 颧髎 Quánliáo(SI18)

【定位】 目外眦直下,颧骨下缘凹陷处(图 3-27)。

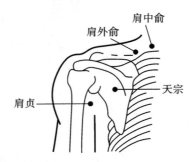

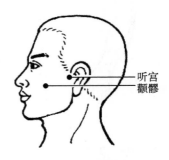

图 3-26 肩中俞、肩外俞、天宗、肩贞 　　图 3-27 听宫、颧髎

【主治】 ①口眼歪斜,眼睑𥆧动;②齿痛,面痛。

【操作】 直刺 0.3～0.5 寸。

9. 听宫* Tīnggōng(SI19)

【定位】 耳屏前,张口呈凹陷处(图 3-27)。

【主治】 ①耳疾,如耳鸣、耳聋;②牙关不利,齿痛。

【操作】 令患者张口,直刺 1～1.5 寸。

10. 其他腧穴　见表 3-6。

表 3-6　手太阳小肠经其他腧穴

腧　　穴	定　　位	主　　治
前谷 Qiángǔ(SI2) 荥穴	手掌尺侧,微握拳,第 5 掌指关节前缘赤白肉际处	①头面五官热病;②乳痈,乳汁少
腕骨 Wàngǔ(SI4) 原穴	第 5 掌骨与钩骨之间凹陷,赤白肉际处	①指挛腕痛,后头项强痛;②热病
阳谷 Yánggǔ(SI5) 经穴	腕背横纹尺侧端,尺骨茎突与三角骨之间凹陷处	①腕痛,臂外侧痛;②头面五官热病
支正 Zhīzhèng(SI7) 络穴	腕背横纹上 5 寸,尺骨背面内侧缘	①头痛,项强,肘臂酸痛;②热病

续表

腧　穴	定　位	主　治
小海 Xiǎohǎi(SI8) 合穴	屈肘,尺骨鹰嘴与肱骨内上髁之间凹陷处	①肘臂疼痛,麻木;②癫痫
臑俞 Nàoshū(SI10)	腋后纹直上,肩胛冈下缘	①肩臂疼痛,肩不举;②瘰疬
秉风 Bǐngfēng(SI12)	肩胛冈上窝中央,举臂凹陷处	①肩胛疼痛;②上肢酸麻
曲垣 Qǔyuán(SI13)	臑俞穴与第2胸椎棘突连线的中点处	肩胛疼痛
天窗 Tiānchuāng(SI16)	喉结旁开3.5寸,胸锁乳突肌后缘	①五官病证;②颈项强痛
天容 Tiānróng(SI17)	下颌角的后方,胸锁乳突肌前缘	①五官病证;②颈项强痛

七、足太阳膀胱经及腧穴

(一)经脉循行

足太阳膀胱经起于目内眦,上达额部,左右交会于头顶部(图3-28)。

巅顶部支脉:从头顶部分出,到耳上角部。

巅顶部直行的脉:从头顶部分别向后行至枕骨处,进入颅腔,络脑,回出分别下行到项部,下行交会于大椎穴,再分左右沿肩胛内侧,脊柱两旁,到达腰部,进入脊柱两旁的肌肉,深入体腔,络肾,属膀胱。

腰部支脉:从腰部分出,沿脊柱两旁下行,穿过臀部,从大腿后侧外缘下行至腘窝中。

后项部支脉:从项分出下行,经肩胛内侧,从附分穴挟脊下行至髀枢,经大腿后侧至腘窝中与前一支脉会合,然后下行穿过腓肠肌,出走于足外踝后,沿足背外侧缘至小趾外侧端,与足少阴肾经相接。

(二)主治概要

本经腧穴主要治疗目、头、项、背、腰、下肢部病证及神志病,背部第一侧线的背俞穴及第二侧线相平的腧穴,主治与其相关的脏腑病证和有关的组织器官病证。

(三)常用腧穴

1. 睛明* Jīngmíng(BL1)　交会穴

【定位】　在面部,目内眦内稍上方凹陷中。

【主治】　①目赤肿痛,流泪,目眩,视物不明,近视,夜盲,色盲等目疾;②急性腰扭伤,坐骨神经痛;③心动过速。

【操作】　嘱患者闭目,医者左手轻推眼球向外侧固定,右手持针,紧靠眼眶缘边,缓慢进针,直刺0.5~1.0寸。遇到阻力时,不宜强行进针,应改变进针方向或退针。不捻转,不提插(或只轻微地捻转和提插)。出针后按压针孔片刻,以防出血。针具宜细,消毒宜严。禁灸。

2. 攒竹 Cuánzhú(BL2)

【定位】　在面部,眉头凹陷中,眶上切迹处(图3-29)。

数字课件3-7

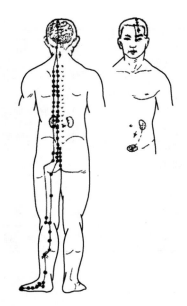

图 3-28 足太阳膀胱经循行示意图

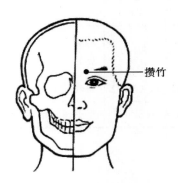

图 3-29 攒竹

【主治】 ①头痛,眉棱骨痛;②眼睑瞤动,眼睑下垂,口眼歪斜,目视不明,流泪,目赤肿痛;③呃逆。

【操作】 可向眉中或向眼眶内缘平刺或斜刺 0.5～0.8 寸。禁灸。

3．天柱 Tiānzhù(BL10)

【定位】 在项部,横平第 2 颈椎棘突上际,斜方肌外缘凹陷中(图 3-30)。

【主治】 ①后头痛,项强,肩背腰痛;②鼻塞;③癫狂证,热病。

【操作】 直刺或斜刺 0.5～0.8 寸,不可向内上方深刺,以免伤及延髓。

4．肺俞＊ Fèishū(BL13)　　肺之背俞穴

【定位】 在背部,第 3 胸椎棘突下,后正中线旁开 1.5 寸(图 3-31)。

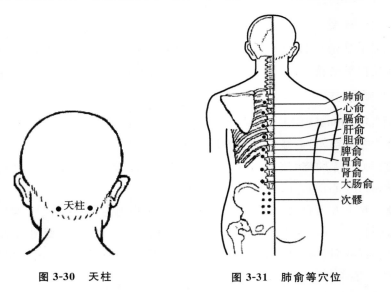

图 3-30 天柱

图 3-31 肺俞等穴位

【主治】 ①咳嗽,气喘,咯血等肺疾;②骨蒸潮热,盗汗。

【操作】　斜刺 0.5～0.8 寸。

5. 心俞 * Xīnshū(BL15)　心之背俞穴

【定位】　在背部,第 5 胸椎棘突下,后正中线旁开 1.5 寸(图 3-31)。

【主治】　①心痛,惊悸,失眠,健忘,癫痫,盗汗等心与神志病变;②咳嗽,吐血。

【操作】　斜刺 0.5～0.8 寸。

6. 膈俞 * Géshū(BL17)　八会穴之血会

【定位】　在背部,第 7 胸椎棘突下,后正中线旁开 1.5 寸(图 3-31)。

【主治】　①呕吐,呃逆,气喘,吐血等上逆之证;②贫血;③瘾疹,皮肤瘙痒;④潮热,盗汗。

【操作】　斜刺 0.5～0.8 寸。

7. 肝俞 * Gānshū(BL18)　肝之背俞穴

【定位】　在背部,第 9 胸椎棘突下,后正中线旁开 1.5 寸(图 3-31)。

【主治】　①肝疾,胁痛,目疾;②癫狂;③脊背痛。

【操作】　斜刺 0.5～0.8 寸。

8. 胆俞 * Dǎnshū(BL19)　胆之背俞穴

【定位】　在背部,第 10 胸椎棘突下,后正中线旁开 1.5 寸(图 3-31)。

【主治】　①黄疸,口苦,胁痛等肝胆疾患;②肺痨,潮热。

【操作】　斜刺 0.5～0.8 寸。

9. 脾俞 * Píshū(BL20)　脾之背俞穴

【定位】　在背部,第 11 胸椎棘突下,后正中线旁开 1.5 寸(图 3-31)。

【主治】　①纳呆,呕吐,腹胀,腹泻,痢疾,便血,水肿等脾胃疾患;②背痛。

【操作】　斜刺 0.5～0.8 寸。

10. 胃俞 * Wèishū(BL21)　胃之背俞穴

【定位】　在背部,第 12 胸椎棘突下,后正中线旁开 1.5 寸(图 3-31)。

【主治】　①胃脘痛,呕吐;②腹胀,肠鸣。

【操作】　斜刺 0.5～0.8 寸。

11. 肾俞 * Shènshū(BL23)　肾之背俞穴

【定位】　在背部,第 2 腰椎棘突下,后正中线旁开 1.5 寸(图 3-31)。

【主治】　①腰痛;②遗尿,遗精,阳痿,月经不调,带下等生殖泌尿系疾患;③耳鸣,耳聋。

【操作】　直刺 0.5～1.0 寸。

12. 大肠俞 * Dàchángshū(BL25)　大肠背俞穴

【定位】　在背部,第 4 腰椎棘突下,后正中线旁开 1.5 寸(图 3-31)。

【主治】　①腰腿痛;②腹胀,腹泻,便秘。

【操作】　直刺 0.8～1.2 寸。

13. 次髎 * Cìliáo(BL32)

【定位】　在骶部,正对第 2 骶后孔中(图 3-31)。

【主治】　①月经不调,痛经,带下等妇科疾患;②小便不利,遗精,疝气;③腰骶痛,下肢痿痹。

37

【操作】　直刺 1.0~1.5 寸。

14．承扶 Chéngfú（BL36）

【定位】　在大腿后面，臀横纹的中点（图 3-32）。

【主治】　①腰骶臀股部疼痛；②痔疾。

【操作】　直刺 1.0~1.5 寸。

15．殷门 Yīnmén（BL37）

【定位】　在大腿后面，臀沟下 6 寸，股二头肌与半腱肌之间（图 3-32）。

【主治】　腰腿痛，下肢痿痹。

【操作】　直刺 1.0~1.5 寸。

16．委中 * Wěizhōng（BL40）　合穴、膀胱下合穴

【定位】　在腘横纹上中点（图 3-32）。

【主治】　①腰背痛，下肢痿痹；②腹痛，急性吐泻；③小便不利，遗尿；④丹毒。

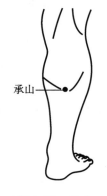

图 3-32　承扶、殷门、委中

【操作】　直刺 1.0~1.5 寸，或用三棱针点刺腘静脉出血。针刺不宜过快、过强、过深，以免损伤血管和神经。

17．承山 * Chéngshān（BL57）

【定位】　在小腿后面，委中穴与昆仑穴之间，当伸直小腿或足跟上提时，腓肠肌两肌腹之间凹陷的顶端（图 3-33）。

【主治】　①腰腿拘急、疼痛；②痔疾，便秘。

【操作】　直刺 1.0~2.0 寸。不宜作过强的刺激，以免引起腓肠肌痉挛。

18．昆仑 * Kūnlún（BL60）　经穴

【定位】　在外踝后，外踝尖与跟腱之间的凹陷中（图 3-34）。

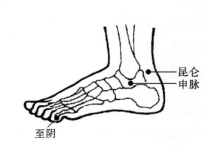

图 3-33　承山　　　　图 3-34　昆仑、申脉、至阴

【主治】　①后头痛，项强，腰骶疼痛，足踝肿痛；②癫痫；③滞产。

【操作】　直刺 0.5~0.8 寸。孕妇禁用，经期慎用。

19．申脉 * Shēnmài（BL62）　八脉交会穴（通于阳跷脉）

【定位】　在足外侧部，外踝尖直下，外踝下缘与跟骨之间凹陷中（图 3-34）。

【主治】　①头痛，眩晕；②癫狂，失眠；③腰腿酸痛。

【操作】　直刺 0.3~0.5 寸。

20. 至阴 ＊ **Zhìyīn（BL67）　井穴**

【定位】　在足小趾末节外侧,趾甲根角侧后方 0.1 寸(图 3-34)。

【主治】　①胎位不正,滞产;②头痛,目痛;③鼻塞,鼻衄。

【操作】　浅刺 0.1 寸。孕妇禁用,经期慎用。胎位不正用灸法。

21. 其他腧穴　见表 3-7。

表 3-7　足太阳膀胱经其他腧穴

腧　穴	定　位	主　治
眉冲 Méichōng（BL3）	在头部,当攒竹直上入发际 0.5 寸神庭与曲差连线之间	①头痛,目眩;②鼻塞,鼻衄
曲差 Qūchā（BL4）	在头部,前发际正中直上 0.5 寸,旁开 1.5 寸,即神庭穴与头维穴连线的内 1/3 与中 1/3 交点	①头痛,目眩;②鼻塞,鼻衄
五处 Wǔchù（BL5）	在头部,前发际正中直上 1 寸,旁开 1.5 寸	①头痛,目眩;②癫痫
承光 Chéngguāng（BL6）	在头部,前发际正中直上 2.5 寸,旁开 1.5 寸	①头痛,目眩;②鼻塞;③热病
通天 Tōngtiān（BL7）	在头部,前发际正中直上 4 寸,旁开 1.5 寸	①头痛,眩晕;②鼻塞,鼻衄,鼻渊
络却 Luòquè（BL8）	在头部,前发际正中直上 5.5 寸,旁开 1.5 寸	①头晕,目视不明;②耳鸣
玉枕 Yùzhěn（BL9）	在头部,横平枕外隆凸上缘,后发际正中旁开 1.3 寸	①头项痛,目痛;②鼻塞
大杼 Dàzhù（BL11）	在背部,第 1 胸椎棘突下,后正中线旁开 1.5 寸	①咳嗽;②项强,肩背痛
风门 Fēngmén（BL12）	在背部,第 2 胸椎棘突下,后正中线旁开 1.5 寸	①感冒,咳嗽,发热;②头痛,项强,胸背痛
厥阴俞 Juéyīnshū（BL14）	第 4 胸椎棘突下,旁开 1.5 寸	①心痛,心悸;②咳嗽,胸闷;③呕吐
督俞 Dūshū（BL16）	在背部,第 6 胸椎棘突下,后正中线旁开 1.5 寸	①心痛,胸闷;②寒热、气喘
三焦俞 Sānjiāoshū（BL22）	在背部,第 1 腰椎棘突下,后正中线旁开 1.5 寸	①呕吐,肠鸣,腹胀,腹泻,痢疾,水肿等脾胃疾患;②腰背强痛
气海俞 Qìhǎishū（BL24）	在背部,第 3 腰椎棘突下,后正中线旁开 1.5 寸	①肠鸣腹胀;②痛经,腰痛
关元俞 Guānyuánshū（BL26）	在背部,第 5 腰椎棘突下,后正中线旁开 1.5 寸	①腹胀、腹泻;②腰骶痛;③小便频数或不利,遗尿
小肠俞 Xiǎochángshū（BL27）	在骶部,横平第 1 骶后孔,骶正中嵴旁开 1.5 寸	①遗精,遗尿,尿血,尿痛,带下;②腹泻,痢疾,疝气;③腰骶痛

续表

腧　穴	定　位	主　治
膀胱俞 Pángguāngshū（BL28）	在骶部，横平第 2 骶后孔，骶正中嵴旁开 1.5 寸	①小便不利，遗尿；②腰骶痛；③腹泻，便秘
中膂俞 Zhōnglǚshū（BL29）	在骶部，横平第 3 骶后孔，骶正中嵴旁开 1.5 寸	①腹泻，疝气；②腰骶痛
白环俞 Báihuánshū（BL30）	在骶部，横平第 4 骶后孔，骶正中嵴旁开 1.5 寸	①遗尿，遗精，月经不调，带下，疝气；②腰骶痛
上髎 Shàngliáo（BL31）	在骶部，正对第 1 骶后孔中	①大小便不利，月经不调，带下，阴挺，遗精，阳痿；②腰骶痛
中髎 Zhōngliáo（BL33）	在骶部，正对第 3 骶后孔中	①便秘，腹泻；②小便不利，月经不调，带下；③腰骶痛
下髎 Xiàliáo（BL34）	在骶部，正对第 4 骶后孔中	①腹痛，便秘；②小便不利，带下；③腰骶痛
会阳 Huìyáng（BL35）	在骶部，尾骨端旁开 0.5 寸	①痔疾，腹泻；②阳痿，带下
委阳 Wěiyáng（BL39）	在腘横纹上，股二头肌腱的内侧缘	①腹满，小便不利；②腰脊强痛，腿足挛痛
浮郄 Fúxì（BL38）	在膝后区，腘横纹上 1 寸，股二头肌腱的内侧缘	①股腘部疼痛、麻木；②便秘
附分 Fùfēn（BL41）	在背部，第 2 胸椎棘突下，后正中线旁开 3 寸	①颈项强痛，肩背拘急；②肘臂麻木
魄户 Pòhù（BL42）	在背部，第 3 胸椎棘突下，后正中线旁开 3 寸	①咳嗽，气喘，肺痨；②项强，肩背痛
膏肓 Gāohuāng（BL43）	在背部，第 4 胸椎棘突下，后正中线旁开 3 寸	①咳嗽，气喘，肺痨；②肩胛痛；③虚劳诸疾
神堂 Shéntáng（BL44）	在背部，第 4 胸椎棘突下，后正中线旁开 3 寸	①咳嗽，气喘，胸闷；②脊背强痛
譩譆 Yìxǐ（BL45）	在背部，第 6 胸椎棘突下，后正中线旁开 3 寸	①咳嗽，气喘；②肩背痛；③疟疾，热病
膈关 Géguān（BL46）	在背部，第 7 胸椎棘突下，后正中线旁开 3 寸	①胸闷，嗳气，呕吐；②脊背强痛
魂门 Húnmén（BL47）	在背部，第 9 胸椎棘突下，后正中线旁开 3 寸	①胸胁痛，背痛；②呕吐，腹泻
志室 Zhìshì（BL52）	在腰部，第 2 腰椎棘突下，后正中线旁开 3 寸	①遗精，阳痿，小便不利；②腰脊强痛
阳纲 Yánggāng（BL48）	在背部，第 10 胸椎棘突下，后正中线旁开 3 寸	①肠鸣，腹痛，腹泻，黄疸；②消渴

续表

腧 穴	定 位	主 治
意舍 Yìshè(BL49)	在背部,第11胸椎棘突下,后正中线旁开3寸	腹胀、肠鸣、呕吐、腹泻
胃仓 Wèicāng(BL50)	在背部,第12胸椎棘突下,后正中线旁开3寸	①胃脘痛,腹胀,小儿食积,水肿;②脊背痛
肓门 Huāngmén(BL51)	在腰部,第1腰椎棘突下,后正中线旁开3寸	①腹痛,痞块,便秘;②乳疾
胞肓 Bāohuāng(BL53)	在骶部,横平第2骶后孔,骶正中嵴旁开3寸	①肠鸣,腹胀,便秘;②癃闭;③腰脊强痛
秩边 Zhìbiān(BL54)	在骶部,横平第4骶后孔,骶正中嵴旁开3寸	①腰骶痛,下肢痿痹;②小便不利,便秘,痔疾
合阳 Héyáng(BL55)	在小腿后面,腘国横纹下2.0寸,腓肠肌内、外侧头之间	①腰脊强痛,下肢痿痹;②疝气,崩漏
承筋 Chéngjīn(BL56)	在小腿后面,腘国横纹下5寸,腓肠肌两肌腹之间	①腰腿拘急、疼痛;②痔疾
飞扬 Fēiyáng(BL58)	在小腿后面,昆仑穴直上7寸,腓肠肌外下缘与跟腱移行处	①头痛,目眩;②腰腿疼痛;③痔疾
跗阳 Fùyáng(BL59)	在小腿后面,昆仑穴直上3寸,腓骨与跟腱之间	①腰骶痛,下肢痿痹,外踝肿痛;②头痛
仆参 Púcān(BL61) 交会穴	在足跟部,昆仑直下,跟骨外侧,赤白肉际处	①下肢痿痹,足跟痛;②癫痫
金门 Jīnmén(BL63) 郄穴、交会穴	在足背,外踝前缘直下,第5跖骨粗隆后方,骰骨下缘凹陷中	①头痛,腰痛,下肢痿痹,外踝痛;②癫痫,小儿惊风
京骨 Jīnggǔ(BL64) 原穴	在跖区,第5跖骨关节粗隆前下方,赤白肉际处	①头痛,项强,腰痛;②癫痫
束骨 Shùgǔ(BL65)	在足外侧部,第5跖趾关节的近端,赤白肉际处	①头痛,目眩;②项强,腰腿痛;③癫狂
足通谷 Zútōnggǔ(BL66) 荥穴	在跖区,第5跖趾关节的远端,赤白肉际处	①头痛,项强,鼻衄;②癫狂

八、足少阴肾经及腧穴

(一) 经脉循行

足少阴肾经起于足小趾之下,斜走足心(涌泉),出于舟骨粗隆下,沿内踝后,进入足跟,向上行于小腿内侧,出腘内侧,沿经大腿内后缘上行,通过脊柱,属于肾脏,联络膀胱(图3-35)。

肾部直行脉:从肾向上通过肝和横膈,进入肺中,沿着喉咙,挟于舌根部。

数字课件3-8

肺部支脉：从肺部出来，络心，流注于胸中，与手厥阴心包经相接。

（二）主治概要

本经腧穴主治妇科、前阴病，肾、肺、肝、心、咽喉病及经脉循行部位的其他病证。

（三）常用腧穴

1. 涌泉* Yǒngquán（KI1） 井穴、交会穴

【定位】 在足底，屈足卷趾时足心最深凹陷中。第2、3跖趾缝纹头端与足跟连线的前1/3与中1/3的交点处（图3-36）。

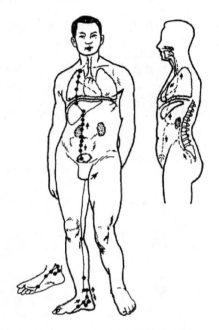

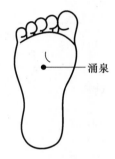

涌泉

图3-35 足少阴肾经循行示意图　　图3-36 涌泉

【主治】 ①昏厥，中暑，癫狂，小儿惊风；②头痛，头晕，目眩，失眠；③咳血，咽喉肿痛，喉痹；④大便困难，小便不利；⑤奔豚气；⑥足心热。急救要穴之一。

【操作】 直刺0.5～0.8寸。亦可药物贴敷。

2. 然谷* Rángǔ（KI2） 荥穴

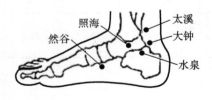

图3-37 然谷等穴位

【定位】 在足内侧，足舟骨粗隆下方，赤白肉际处（图3-37）。

【主治】 ①月经不调，阴挺，阴痒，白浊；②遗精，阳痿；③消渴，腹泻，小便不利；④咳血，咽喉肿痛；⑤小儿脐风，口噤。

【操作】 直刺0.5～0.8寸。

3. 太溪* Tàixī（KI3） 输穴、原穴

【定位】 在足内侧，内踝尖与跟腱之间的凹陷中（图3-37）。

【主治】 ①头痛，目眩，失眠，健忘，咽喉肿痛，齿痛，耳鸣，耳聋；②咳嗽，气喘，咳血，胸痛；③消渴，小便频数，便秘；④月经不调，遗精，阳痿；⑤腰脊痛，下肢厥冷。

【操作】 直刺0.5～0.8寸。

4. 大钟 Dàzhōng(KI4)　络穴

【定位】　在内踝后下方,跟骨上缘,跟腱附着部前缘凹陷中(图 3-37)。

【主治】　①痴呆;②癃闭,遗尿,便秘;③月经不调;④咳血,气喘;⑤腰脊强痛,足跟痛。

【操作】　直刺 0.3～0.5 寸。

5. 水泉 Shuǐquán(KI5)　郄穴

【定位】　在内踝后下方,太溪穴直下 1 寸,跟骨结节内侧凹陷中(图 3-37)。

【主治】　①月经不调,痛经,经闭,阴挺;②小便不利。

【操作】　直刺 0.5～0.8 寸。

6. 照海* Zhàohǎi(KI6)　八脉交会穴(通于阴跷脉)

【定位】　在足内侧,内踝尖下 1 寸,内踝下缘边际凹陷中(图 3-37)。

【主治】　①失眠,癫痫;②咽喉干痛,目赤肿痛;③月经不调,带下,阴挺;④小便频数,癃闭。

【操作】　直刺 0.5～0.8 寸。

7. 其他腧穴　见表 3-8。

表 3-8　足少阴肾经其他腧穴

腧　　穴	定　　位	主　　治
复溜* Fùliū(KI7) 经穴	在小腿内侧,内踝尖上 2 寸,跟腱的前缘	①水肿,汗证;②腹胀,腹泻;③腰脊强痛,下肢痿痹
交信 Jiāoxìn(KI8) 阴跷脉郄穴	在小腿内侧,内踝尖上 2 寸,胫骨内侧缘后际凹陷中	①月经不调,崩漏,阴挺,阴痒,疝气,五淋;②腹泻,便秘,痢疾
筑宾 Zhùbīn(KI9) 阴维脉郄穴	在小腿内侧,太溪直上 5 寸,比目鱼肌与跟腱之间	①癫狂;②疝气;③呕吐涎沫,吐舌;④小腿内侧痛
阴谷 Yīngǔ(KI10) 合穴	在腘横纹上,半腱肌肌腱外侧缘	①癫狂;②阳痿,月经不调,崩漏,小便不利;③膝股内侧痛
横骨 Hénggǔ(KI11) 交会穴	在下腹部,脐中下 5 寸,前正中线旁开 0.5 寸	①少腹胀痛;②小便不利,遗尿,遗精,阳痿;③疝气
大赫 Dàhè(KI12) 交会穴	在下腹部,脐中下 4 寸,前正中线旁开 0.5 寸	遗精,阳痿,阴挺,带下
气穴 Qìxué(KI13) 交会穴	在下腹部,脐中下 3 寸,前正中线旁开 0.5 寸	①奔豚气;②月经不调,带下;③小便不利;④腹泻
四满 Sìmǎn(KI14) 交会穴	在下腹部,脐中下 2 寸,前正中线旁开 0.5 寸	①月经不调,崩漏,带下,产后恶露不净;②遗精,小腹痛;③脐下积、聚、疝、瘕,水肿
中注 Zhōngzhù(KI15) 交会穴	在下腹部,脐中下 1 寸,前正中线旁开 0.5 寸	①月经不调;②腹痛,便秘,腹泻
肓俞 Huāngshù(KI16)	在腹部,脐中旁 0.5 寸	①腹痛,腹胀,腹泻,便秘;②月经不调;③疝气

续表

腧　　穴	定　　位	主　　治
商曲 Shāngqū(KI17) 交会穴	在上腹部,脐中上2寸,前正中线旁开0.5寸	胃痛,腹痛,腹胀,腹泻,便秘,腹中积聚
石关 Shíguān(KI18) 交会穴	在上腹部,脐中上3寸,前正中线旁开0.5寸	①胃痛,呕吐,腹痛,腹胀,便秘;②不孕
阴都 Yīndū(KI19) 交会穴	在上腹部,脐中上4寸,前正中线旁开0.5寸	胃痛,腹胀,便秘
腹通谷 Fùtōnggǔ(KI20) 交会穴	在上腹部,脐中上5寸,前正中线旁开0.5寸	①腹痛,腹胀,胃痛,呕吐;②心痛,心悸,胸痛
幽门 Yōumén(KI21) 交会穴	在上腹部,脐中上6寸,前正中线旁开0.5寸	善哕,呕吐,腹痛,腹胀,腹泻
步廊 Bùláng(KI22)	在胸部,第5肋间隙,前正中线旁开2寸	①胸痛,咳嗽,气喘;②乳痈
神封 Shénfēng(KI23)	在胸部,第4肋间隙,前正中线旁开2寸	①胸胁支满,咳嗽,气喘;②乳痈
灵墟 Língxū(KI24)	在胸部,第3肋间隙,前正中线旁开2寸	①胸胁支满,咳嗽,气喘;②乳痈
神藏 Shéncáng(KI25)	在胸部,第2肋间隙,前正中线旁开2寸	①胸胁支满,咳嗽,气喘;②乳痈
彧中 Yùzhōng(KI26)	在胸部,第1肋间隙,前正中线旁开2寸	①胸胁支满,咳嗽,气喘;②痰涌
俞府 Shūfǔ(KI27)	在胸部,锁骨下缘,前正中线旁开2寸	咳嗽,气喘,胸痛

九、手厥阴心包经及腧穴

(一)经脉循行

手厥阴心包经起于胸中,属心包,向下穿过膈肌,依次联络上、中、下三焦(图3-38)。

胸部分支:沿胸中,出于胁肋至腋下,上行至腋窝中,沿上臂内侧行于手太阴和手少阴之间,经肘窝下行于前臂两筋中间,进入掌中,沿中指到指端。

掌中分支:从劳宫穴分出,止于无名指末端,与手少阳三焦经相接。

(二)主治概要

本经腧穴主治胃、心、胸、神志病及经脉循行部位的其他病证。

(三)常用腧穴

1. 曲泽 * Qūzé(PC3)

【定位】 微屈肘,在肘横纹中,当肱二头肌腱的尺侧缘凹陷中(图3-39)。

【主治】 ①心痛,心悸,善惊;②胃痛,呕血,呕吐;③暑热病;④肘臂挛痛。

数字课件 3-9

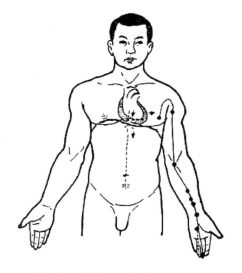

图 3-38 手厥阴心包经循行示意图

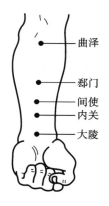

图 3-39 曲泽等穴位

【操作】 直刺 1～1.5 寸；或点刺出血。

2．郄门* Xìmén(PC4) 郄穴

【定位】 在前臂掌侧，腕横纹上 5 寸，掌长肌腱与桡侧腕屈肌腱之间（图 3-39）。

【主治】 ①心痛，心悸，心烦胸痛；②咳血，呕血，衄血；③疔疮；④癫痫。

【操作】 直刺 0.5～1 寸。

3．间使 Jiānshǐ(PC5) 经穴

【定位】 在前臂掌侧，腕横纹上 3 寸，掌长肌腱与桡侧腕屈肌腱之间（图 3-39）。

【主治】 ①胸痛，心悸；②胃痛，呕吐；③热病，疟疾；④癫狂痫。

【操作】 直刺 0.5～1 寸。

4．内关* Nèiguān(PC6) 络穴；八脉交会穴（通于阴维脉）

【定位】 在前臂掌侧，腕横纹上 2 寸，掌长肌腱与桡侧腕屈肌腱之间（图 3-39）。

【主治】 ①心痛，心悸；②胃痛，呕吐，呃逆；③胁痛，胁下痞块；④中风，失眠，眩晕，郁证，癫狂痫，偏头痛；⑤热病；⑥肘臂挛痛。

【操作】 直刺 0.5～1 寸。可透刺外关。

5．大陵 Dàlíng(PC7) 输穴；原穴

【定位】 腕横纹中央，掌长肌腱与桡侧腕屈肌腱之间（图 3-39）。

【主治】 ①心痛，心悸；②胃痛，呕吐，口臭；③胸胁满痛；④喜笑悲恐，癫狂痫；⑤臂、手挛痛。

【操作】 直刺 0.5～0.8 寸。

6．劳宫* Láogōng(PC8) 荥穴

【定位】 在掌心中，第二、三掌骨中间，握拳，中指尖下（图 3-40）。

【主治】 ①中风昏迷，中暑，为急救要穴之一；②心痛，烦闷，癫狂痫；③口疮，口臭；④鹅掌风。

【操作】 直刺 0.3～0.5 寸。

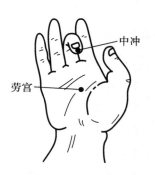

图 3-40 中冲、劳宫

7. 中冲 Zhōngchōng（PC9） 井穴

【定位】 中指尖端的中央（图 3-40）。

【主治】 ①中风昏迷，舌强不语，中暑，昏厥，小儿惊风；②热病。

【操作】 点刺 0.1～0.3 寸。

8. 其他腧穴 见表 3-9。

表 3-9 手厥阴心包经其他腧穴

腧　　　穴	定　　　位	主　　　治
天池 Tiānchí（PC1）	在胸部，乳头外侧 1 寸，当第四肋间隙中	①咳嗽，痰多，胸闷，气喘，胸痛；②乳痛；③瘰疬
天泉 Tiānquán（PC2）	在臂内侧，腋前纹头下 2 寸，肱二头肌长、短头之间	①胸痛，咳嗽，胸胁胀满；②胸背及上臂内侧痛

数字课件 3-10

十、手少阳三焦经及腧穴

（一）经脉循行

手少阳三焦经起于无名指尺侧端，上出于四、五两指之间，沿手背行至腕部，向上行经尺、桡两骨之间，通过肘尖部，沿着上臂后边，到肩部，在大椎穴处与督脉相会，从足少阳胆经后面，前行进入缺盆，分布在膻中，脉气散布联络心包，向下贯穿膈肌，统属于上、中、下三焦（图 3-41）。

胸部分支：从膻中部位分出，向上浅出于锁骨上窝，经颈至耳后，上行出耳上角，然后屈曲向下到达面颊，直至眼眶下部。

耳部分支：从耳后进入耳中，出行至耳前，经过上关穴前边，在面颊部与前条支脉相交，到达外眼角，与足少阳胆经相接。

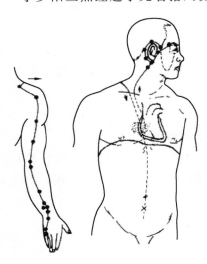

图 3-41　手少阳三焦经循行示意图

（二）主治概要

本经腧穴主治头、目、耳、颊、咽喉、胸胁病，热病及经脉循行经过部位的其他病证。

（三）常用腧穴

1. 关冲 Guānchōng（SJ1） 井穴

【定位】 无名指尺侧指甲根角旁 0.1 寸（图 3-42）。

【主治】 ①头痛，目赤，耳鸣，耳聋，喉痹，舌强；②热病，心烦。

【操作】 浅刺 0.1 寸，或点刺放血。

2. 液门 Yèmén（SJ2） 荥穴

【定位】 第四、五掌指关节之间的前缘凹陷中（图 3-42）。

Note

【主治】 ①头痛,目赤,耳鸣,耳聋,喉痹;②疟疾;③手臂痛。

【操作】 直刺 0.3～0.5 寸。

3．中渚* Zhōngzhǔ(SJ3) 输穴

【定位】 手背,第四、五掌骨小头后缘之间凹陷中,当液门穴后 1 寸(图 3-42)。

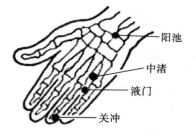

图 3-42 关冲等穴位

【主治】 ①头痛,目赤,耳鸣,耳聋,喉痹;②热病;③肩背肘臂酸痛,手指不能屈伸。

【操作】 直刺 0.3～0.5 寸。

4．阳池 Yángchí(SJ4) 原穴

【定位】 腕背横纹中,指总伸肌腱尺侧缘凹陷中(图 3-42)。

【主治】 ①目赤肿痛,耳聋,喉痹;②消渴,口干;③腕痛,肩臂痛。

【操作】 直刺 0.3～0.5 寸。

5．外关* Wàiguān(SJ5) 络穴;八脉交会穴(通阳维脉)

【定位】 腕背横纹上 2 寸,尺骨与桡骨正中间(图 3-43)。

【主治】 ①热病;②头痛,目赤肿痛,耳鸣,耳聋;③瘰疬,胁肋痛;④上肢痿痹不遂。

【操作】 直刺 0.5～1 寸。

6．支沟* Zhīgōu(SJ6) 经穴

【定位】 腕背横纹上 3 寸,尺骨与桡骨正中间(图 3-43)。

【主治】 ①便秘;②耳鸣,耳聋,暴喑;③瘰疬,胁肋疼痛;④热病。

【操作】 直刺 0.5～1 寸。

7．肩髎* Jiānliáo(SJ14)

【定位】 肩峰后下方,上臂外展时,当肩髃穴后寸许凹陷中(图 3-44)。

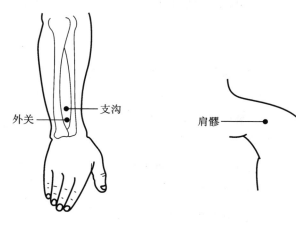

图 3-43 外关、支沟

图 3-44 肩髎

【主治】 肩臂挛痛不遂。

【操作】 直刺 1～1.5 寸。

8．翳风* Yìfēng(SJ17)

【定位】 乳突前下方与耳垂之间的凹陷中(图 3-45)。

Note

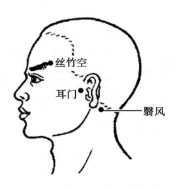

图 3-45 翳风、耳门、丝竹空

【主治】 ①耳鸣,耳聋;②口眼歪斜,牙关紧闭,颊肿;③瘰疬。

【操作】 直刺 0.5～1 寸。

9. 耳门 Ěrmén(SJ21)

【定位】 耳屏上切迹前方,下颌骨髁状突后缘,张口有凹陷处(图 3-45)。

【主治】 ①耳鸣,耳聋,聤耳;②齿痛,头颌痛。

【操作】 微张口,直刺 0.5～1 寸。

10. 丝竹空* Sīzhúkōng(SJ23)

【定位】 眉梢的凹陷处(图 3-45)。

【主治】 ①癫痫;②头痛,眩晕,目赤肿痛,眼睑瞤动;③齿痛。

【操作】 平刺 0.3～0.5 寸。

11. 其他腧穴 见表 3-10。

表 3-10 手少阳三焦经其他腧穴

腧　　穴	定　　位	主　　治
会宗 Huìzōng(SJ7) 郄穴	支沟穴尺侧约 1 寸,当尺骨桡侧缘	耳聋,痫证,上肢肌肤痛
三阳络 Sānyángluò(SJ8)	支沟穴上 1 寸,尺骨与桡骨之间	耳聋,暴喑,齿痛,手臂痛
四渎 Sìdú(SJ9)	尺骨鹰嘴下 5 寸,尺骨与桡骨之间	耳聋,暴喑,齿痛,手臂痛
天井 Tiānjǐng(SJ10) 合穴	屈肘,尺骨鹰嘴上 1 寸凹陷中	①耳聋;②癫痫;③瘰疬,瘿气;④偏头痛,胁肋痛,颈项肩臂痛
清冷渊 Qīnglěngyuān(SJ11)	屈肘,天井穴上 1 寸	头痛,目黄,肩臂痛不能举
消泺 Xiāoluò(SJ12)	肩髎穴与天井穴连线上,清冷渊穴上 3 寸	头痛,赤痛,项背痛
臑会 Nàohuì(SJ13)	肩髎穴与天井穴连线上,肩髎穴下 3 寸,三角肌后缘	①瘰疬;②瘿气;③上肢痹痛
天髎 Tiānliáo(SJ15)	肩井穴与曲垣穴连线的中点,当肩胛骨上角凹陷处	肩臂痛,颈项强急
天牖 Tiānyǒu(SJ16)	乳突后下方,胸锁乳突肌后缘,平下颌角处	①头痛,头眩,项强,目不明,暴聋,鼻衄,喉痹;②瘰疬;③肩背痛
瘈脉 Chìmài(SJ18)	耳后,当翳风穴与角孙穴沿耳轮连线的下 1/3 与上 2/3 交界处	①头痛,耳鸣,耳聋;②小儿惊风
颅息 Lúxī(SJ19)	耳后,当翳风穴与角孙穴沿耳轮连线的上 1/3 与下 2/3 交界处	①头痛,耳鸣,耳聋;②小儿惊风

Note

续表

腧　　穴	定　　位	主　　治
角孙 Jiǎosūn(SJ20)	当耳尖发际处	①头痛，项强；②目赤肿痛，目翳；③齿痛，颊肿
耳和髎 Ěrhéliáo(SJ22)	鬓发后际，平耳廓根前，当颞浅动脉后缘	①头痛，耳鸣；②牙关紧闭，口歪

十一、足少阳胆经及腧穴

（一）经络循行

足少阳胆经起于目外眦，向上到达额角，下耳后，沿着颈旁，行于手少阳三焦经之前，至肩上推后，交出于手少阳三焦经之后，向下进入缺盆。经颈肩部后下入缺盆（图 3-46）。

耳部分支：从耳后进入耳中，经过耳前到达目外眦后方。

外眦部分支：从外眦部分出，下走大迎，会合手少阳三焦经到达目眶下颧骨部，下行经颊车，于颈部向下会合前脉于缺盆，然后向下进入胸中，通过横膈，属于胆，络于肝，沿着胁肋内，下达少腹两侧腹股沟动脉部，绕阴部毛际，横行进入髋关节部。

缺盆部直行脉：从缺盆部下行，经过腋下、侧胸，季肋部，与前脉会合于髋关节部，再沿着大腿外侧、膝外侧、腓骨前面下行，直达腓骨下段，从外踝前面至足背部，进入第四趾外侧端。

足背部分支：从足背部分出，沿着第一、第二跖骨之间，出于大趾端，穿过趾甲，回过来到达趾甲后的毫毛部，与足厥阴肝经相接。

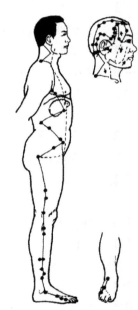

图 3-46　足少阳胆经循行示意图

（二）主治概要

本经腧穴主治肝胆病，侧头、目、耳、咽喉、胸胁病，神志病，热病，以及经脉循行经过部位的其他病证。

（三）常用腧穴

1. 瞳子髎 Tóngzǐliáo(GB1)

【定位】　在面部，目外眦外侧 0.5 寸凹陷中（图 3-47）。

【主治】　①目赤肿痛，目翳，青盲，羞明流泪等目疾；②头痛。

【操作】　平刺 0.3～0.5 寸，或点刺放血。

2. 听会* Tīnghuì(GB2)

【定位】　在面部，当耳屏间切迹的前方，下颌骨髁突的后缘，张口有凹陷处（图 3-47）。

数字课件 3-11

Note

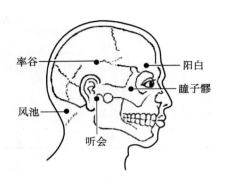

图 3-47　瞳子髎等穴位

【主治】　①耳鸣，耳聋，聤耳等耳疾；②齿痛，下颌脱臼，口眼歪斜，面痛。

【操作】　张口，直刺 0.5～1 寸；可灸。

3．阳白* Yángbái（GB14）　足少阳、阳维脉交会穴

【定位】　在前额部，当瞳孔直上，眉上 1 寸（图 3-47）。

【主治】　①前额痛，面痛，面瘫；②目眩，目痛，眼睑下垂，眼睛眴动，视物模糊等目疾。

【操作】　平刺 0.5～0.8 寸，或向下透鱼腰，或向左右透攒竹、丝竹空；可灸。

4．率谷 Shuàigǔ（GB8）

【定位】　在头部，耳尖直上，入发际 1.5 寸，角孙直上方（图 3-47）。

【主治】　①正偏头痛，眩晕，耳鸣，耳聋；②小儿急、慢惊风；③中风偏瘫。

【操作】　平刺 0.5～0.8 寸。

5．风池* Fēngchí（GB20）　足少阳、阳维脉交会穴

【定位】　在项部，当枕骨之下，与风府穴相平，胸锁乳突肌与斜方肌上端之间的凹陷处（图 3-47）。

【主治】　①中风，癫痫狂，眩晕等内风所致的病症；②感冒，鼻塞，衄血，目赤肿痛、口眼歪斜等外风所致病症；③颈项强痛，肩痛；④头痛，耳鸣，耳聋。

【操作】　针尖微下，向鼻尖方向斜刺 0.8～1.2 寸，针尖不可朝上（向对侧眼球方向），或平刺透风府穴，深部为延髓，必须严格掌握针刺角度、深度与速度；可灸。

6．环跳* Huántiào（GB30）　足少阳、太阳经交会穴

【定位】　在股外侧部，侧卧屈股，当股骨大转子最凸点与骶管裂孔连线的外 1/3 与中 1/3 交点处（图 3-48）。

【主治】　①下肢痿痹，半身不遂、腰胯疼痛，膝踝肿痛等腰腿疾病；②风疹。

【操作】　直刺 2～3 寸；可灸。

7．风市* Fēngshì（GB32）

【定位】　大腿外侧正中，腘横纹上 7 寸。简便取穴法：直立垂手，掌心贴于大腿时，中指尖下是穴（图 3-49）。

【主治】　①下肢痿痹，半身不遂等下肢疾患；②遍身瘙痒，脚气。

【操作】　直刺 1～2 寸；可灸。

8．阳陵泉* Yánglíngquán（GB34）　合穴；胆下合穴；八会穴之筋会

【定位】　在小腿外侧，当腓骨小头前下方凹陷处（图 3-49）。

【主治】　①胁肋疼痛，口苦，呕吐，吞酸，黄疸，胆石症，胆囊炎等肝胆病证；②下肢痿痹，麻木，膝髌肿痛等下肢、膝关节疾患；③小儿惊风。

【操作】　直刺 1～1.5 寸；可灸。

9．悬钟* Xuánzhōng（GB39）　八会穴之髓会

【定位】　在小腿外侧，当外踝尖上 3 寸，腓骨前缘（图 3-49）。

【主治】　①痴呆，中风等髓海不足疾患；②咽喉肿痛，颈项强痛，胸胁胀满；③下肢

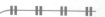

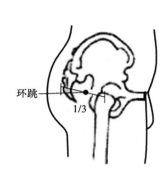

图 3-48　环跳

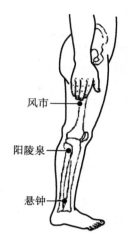

图 3-49　风市、阳陵泉、悬钟

痿痹，脚气；④痔疾，便秘。

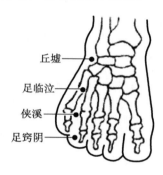

图 3-50　丘墟等穴位

【操作】　直刺 0.5～0.8 寸；可灸。

10．丘墟* Qiūxū(GB40)　原穴

【定位】　在足外踝的前下方，当趾长伸肌腱的外侧凹陷处(图 3-50)。

【主治】　①目赤肿痛，目翳等目疾；②颈项强痛，腋下肿痛，胸胁疼痛，下肢痹痛，外踝肿痛等痛证；③足内翻，足下垂；④疝气，疟疾。

【操作】　直刺 0.5～0.8 寸或透照海 1.5～2 寸；可灸。

11．足临泣* Zúlínqì(GB41)　输穴、八脉交会穴(通于带脉)

【定位】　在足背外侧，第 4 跖趾关节的后方，足小趾伸肌腱的外侧凹陷处(图 3-50)。

【主治】　①偏头痛，目赤肿痛，胁肋疼痛，足跗疼痛等痛证；②月经不调，乳痈，乳胀；③瘰疬，疟疾。

【操作】　直刺 0.5～0.8 寸。

12．侠溪 Xiáxī(GB43)　荥穴

【定位】　在足背外侧，当第四、五趾间，趾蹼缘后方赤白肉际处(图 3-50)。

【主治】　①头痛，眩晕，目赤肿痛，耳鸣，耳聋等头面五官病证；②胁肋疼痛，足跗痛等痛证；③乳痈；④热病。

【操作】　直刺 0.3～0.5 寸。

13．足窍阴 Zúqiàoyīn(GB44)　井穴

【定位】　在足趾，第 4 趾外侧指甲根角旁 0.1 寸(图 3-50)。

【主治】　①头痛，目赤肿痛，耳鸣，耳聋等头面五官实热病证；②胸胁痛，足跗痛；③热病。

【操作】　浅刺 0.1 寸，或点刺出血。

Note

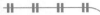

14. 其他腧穴　见表 3-11。

表 3-11　足少阳胆经其他腧穴

腧　穴	定　位	主　治
上关 Shàngguān(GB3)	在面部，颧弓上缘中央凹陷中	①耳鸣，耳聋，聘耳等耳疾；②齿痛，面痛，口眼歪斜，口噤等面口病症；③癫痫狂，偏头痛
颔厌 Hànyàn(GB4)	在头部鬓发上，当头维穴与曲鬓穴弧形连线的上 1/4 与下 3/4 交点处	①口眼歪斜，齿痛，耳鸣等面口病证；②偏头痛，眩晕；③癫痫
悬颅 Xuánlú(GB5)	在头部鬓发上，当头维穴与曲鬓穴弧形连线的中点	①偏头痛；②目赤肿痛、齿痛、面肿
悬厘 Xuánlí(GB6)	在头部鬓发上，当头维穴与曲鬓穴弧形连线的上 3/4 与下 1/4 交点处	①偏头痛；②目赤肿痛，齿痛，耳鸣
曲鬓 Qūbìn(GB7)	在头部，当耳前鬓角发际后缘与耳尖水平线交点处，平角孙穴	偏头痛，颌颊肿痛，齿痛，口噤等头面病证
天冲 Tiānchōng(GB9)	在头部，耳根后缘直上入发际 2 寸，率谷后 0.5 寸处	①头痛，耳鸣，耳聋，牙龈肿痛；②癫痫
浮白 Fúbái(GB10)	在头部，耳后乳突的后上方，从天冲至完骨的弧形连线的上 1/3 与下 2/3 的交点处	①头痛，耳鸣，耳聋等头面病证；②瘿气
头窍阴 Tóuqiàoyīn(GB11)	在头部，耳后乳突的后上方，从天冲至完骨的弧形连线的上 2/3 与下 1/3 的交点处	①头痛，眩晕，颈项强痛等头项病证；②耳鸣，耳聋
完骨 Wángǔ(GB12)	在头部，耳后乳突的后上方凹陷中	①头痛，颈项强痛，齿痛，口眼歪斜等头项五官病证；②癫痫
本神 Běnshén(GB13)	在头部，当前发际上 0.5 寸，督脉(神庭穴)旁开 3 寸	①头痛，眩晕；②癫痫，小儿惊风，中风
头临泣 Tóulínqì(GB15)	目正视，瞳孔直上，当前发际上 0.5 寸，神庭与头维连线的中点	①头痛；②目痛，目眩，流泪，目翳等目疾；③鼻塞，鼻渊；④小儿惊风，癫痫
目窗 Mùchuāng(GB16)	在头部，瞳孔直上，当前发际上 1.5 寸，头临泣穴后 1 寸	①头痛；②目痛，目眩，视物模糊等目疾；③小儿惊风，癫痫
正营 Zhèngyíng(GB17)	在头部，瞳孔直上，当前发际上 2.5 寸，目窗穴后 1 寸	①头痛，眩晕；②颈项强痛
承灵 Chénglíng(GB18)	在头部，瞳孔直上，当前发际上 4 寸，正营穴后 1.5 寸	①头痛，眩晕；②目痛；③鼻塞，鼻渊，鼻衄等鼻疾

续表

腧　　穴	定　　位	主　　治
脑空 Nǎokōng（GB19）	在头部,当枕外隆突的上缘外侧,头正中线旁开2.25寸,平督脉脑户穴	①头痛,颈项强痛;②目痛,鼻痛,耳聋等五官病证;③热病,癫痫狂,惊悸
肩井 Jiānjǐng（GB21）	在肩上,大椎穴与肩峰连线的中点	①颈项强痛,肩背疼痛,上肢不遂等上肢疾患;②难产,乳痛,乳汁不下,乳癖等妇产科及乳房疾患;③瘰疬
渊腋 Yuānyè（GB22）	在侧胸部,当腋中线上,第4肋间隙中	①胸满,胁痛;②上肢痹痛,腋下肿痛
辄筋 Zhéjīn（GB23）	在侧胸部,当腋中线前1寸,第4肋间隙中	①胸满胁痛;②腋下肿痛;③呕吐,吞酸;④气喘
日月 Rìyuè（GB24） 胆之募穴	在胸部,乳头直下,第7肋间隙中,前正中线旁开4寸	①胁肋疼痛,黄疸,胆囊炎,胆石症等肝胆病证;②呕吐,吞酸,呃逆,胃脘痛等肝胆犯胃病证
京门 Jīngmén（GB25） 肾之募穴	在侧腰部,第12肋游离端下际处	①小便不利,水肿等水液代谢失调病证;②腹胀,肠鸣,腹泻等肠胃病证;③腰痛,胁痛
带脉 Dàimài（GB26）	在侧腹部,当第11肋骨游离端下方垂线与脐水平线的交点上	①月经不调,赤白带下等妇科经带病证;②腰痛,胁痛;③疝气
五枢 Wǔshū（GB27）	在侧腹部,当髂前上棘的前方,横平脐下3寸	①腹痛,便秘;②带下,月经不调,阴挺等妇科经带病症;③疝气
维道 Wéidào（GB28）	在侧腹部,髂前上棘的前下方,五枢穴前下方0.5寸	①腹痛,便秘;②带下,月经不调,阴挺等妇科经带病症;③疝气
居髎 Jūliáo（GB29）	在髋部,当髂前上棘与股骨大转子最凸点连线的中点处	①少腹痛,疝气;②腰胯疼痛,下肢痿痹
中渎 Zhōngdú（GB32）	在大腿外侧正中,风市穴下2寸,或腘横纹上5寸	下肢痿痹、麻木及半身不遂等下肢疾患
膝阳关 Xīyángguān（GB33）	在膝外侧,阳陵泉上3寸,股骨外上髁外上方的凹陷中	半身不遂,膝髌肿痛挛急,小腿麻木等下肢疾患
阳交 Yángjiāo（GB35） 阳维脉郄穴	在小腿外侧,外踝尖上7寸,腓骨后缘	①下肢痿痹;②胸胁胀痛;③癫痫狂
外丘 Wàiqiū（GB36） 郄穴	在小腿外侧,外踝尖上7寸,腓骨前缘,平阳交穴	①下肢痿痹;②胸胁胀痛;③癫痫狂;④颈项强痛

续表

腧　　穴	定　　位	主　　治
光明 Guāngmíng(GB37) 络穴	在小腿外侧，外踝尖上5寸，腓骨前缘	①目痛，目视不明，夜盲等目疾；②乳房胀痛，乳汁少等乳疾；③下肢痿痹
阳辅 Yángfǔ(GB38) 经穴	在小腿外侧，外踝尖上4寸，腓骨前缘稍前方	①偏头痛，目外眦痛，咽喉肿痛，腋下肿痛，胸胁胀痛等头面躯体痛证；②瘰疬；③下肢痿痹
地五会 Dìwǔhuì(GB42)	在足背外侧，第四、五跖骨间，第四跖趾关节稍后方，足小趾伸肌腱的内侧缘	①头痛，目赤肿痛，胸胁胀痛，足跗痛等痛证；②耳鸣，耳聋；③乳痈

数字课件 3-12

十二、足厥阴肝经及腧穴

（一）经络循行

足厥阴肝经起于足大趾背毫毛部，沿着足背内侧上行，经过内踝前1寸处，向上行小腿内侧至内踝上8寸处，与足太阴经相交而循行于其后面，沿着腘窝内侧、大腿内侧上行，进入阴毛中，环绕阴部，上达小腹，挟胃旁，属于肝，络于胆，向上通过横膈，分布于胁肋，沿着喉咙的后面，向上进入鼻咽部，连接于目系，上行出于前额，与督脉会于巅顶（图3-51）。

目系分支：从目系下行颊里，环绕唇内。

肝部分支：从肝分出，通过横膈，向上流注于肺部，与手太阴肺经相接。

（二）主治概要

本经腧穴主治肝、胆、脾、胃、肺病，妇科病，少腹、前阴病，以及经脉循行经过部位的其他病证。

（三）常用腧穴

1. 大敦* Dàdūn(LR1)　井穴

【定位】　足大趾外侧指甲根旁约0.1寸（图3-52）。

【主治】　①疝气，少腹痛；②遗尿，癃闭，五淋，尿血等泌尿系统病证；③月经不调，崩漏，阴缩，阴中痛，阴挺等月经病及前阴病；④癫痫，不寐或善寐。

【操作】　浅刺0.1～0.2寸，或三棱针点刺出血。

2. 行间* Xíngjiān(LR2)　荥穴

【定位】　在足背，当第一、二趾间的趾蹼缘的后方赤白肉际处（图3-52）。

【主治】　①中风，癫痫狂，小儿惊风，不寐等神志病；②月经不调，痛经，闭经，崩漏，带下，阴中痛等妇科病及前阴病；③疝气，少腹痛；④遗尿，癃闭，五淋等泌尿系统病证；⑤头痛，眩晕，耳鸣，耳聋，目赤肿痛，口眼歪斜，咽喉干痛等头面五官病证；⑥胸胁满痛，下肢痿痹，足跗肿痛。

Note

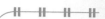

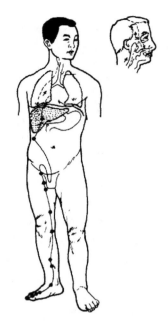

图 3-51　足厥阴肝经循行示意图

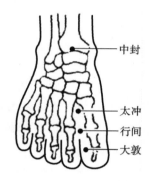

图 3-52　大敦等穴位

【操作】　直刺 0.5～0.8 寸

3. 太冲* Tàichōng（LR3）　输穴，原穴

【定位】　在足背，当第一、二跖骨结合部之前凹陷中（图 3-52）。

【主治】　①中风，癫痫狂，小儿惊风，不寐等神志病；②月经不调，痛经，闭经，崩漏，带下、阴中痛等妇科病及前阴病；③遗尿，癃闭，五淋等泌尿系统病证；④黄疸，胁痛，腹痛，腹泻呕逆等肝胃病证；⑤疝气，少腹痛；⑥头痛，眩晕，耳鸣，耳聋，目赤肿痛，口眼歪斜，咽喉干痛等头面五官病证；⑦下肢痿痹，足跗肿痛。

【操作】　直刺 0.5～0.8 寸。

4. 章门 Zhāngmén（LR13）　脾之募穴，八会穴之脏会

【定位】　在侧腹部，第 11 肋游离端的下际（图 3-53）。

【主治】　①腹痛，腹胀，肠鸣，泄泻，呕吐等胃肠病证；②胸胁痛，黄疸，痞块等肝脾病证。

【操作】　直刺 0.8～1.0 寸。

5. 期门* Qīmén（LR14）　肝之募穴，足太阴、足厥阴、阴维脉交会穴

【定位】　在胸部，乳头直下，第 6 肋间隙，前正中线旁开 4 寸（图 3-53）。

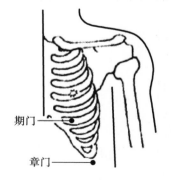

图 3-53　章门、期门

【主治】　①胸胁胀痛，腹胀，腹泻，呕吐，呃逆，吞酸等肝胃病证；②乳痈，乳少；③奔豚气。

【操作】　斜刺或平刺 0.5～0.8 寸，不可深刺，以免伤及内脏。

6. 其他腧穴　见表 3-12。

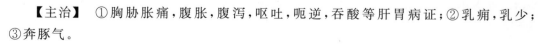

Note

表 3-12 足厥阴肝经其他腧穴

腧　　穴	定　　位	主　　治
中封 Zhōngfēng(LR4) 经穴	在踝区,内踝前1寸,胫骨前肌肌腱的内侧缘凹陷中	①疝气,少腹痛,小便不利,遗精;②下肢痿痹,足踝肿痛
中都 Zhōngdū(LR6) 郄穴	在小腿内侧,内踝尖上7寸,胫骨内侧面的中央	①疝气,少腹痛;②崩漏,恶露不尽;③腹痛,泄泻;④下肢痿痹
膝关 Xīguān(LR7)	在膝部,胫骨内侧髁的后下方,阴陵泉后1寸	膝髌肿痛,屈伸不利,下肢痿痹
曲泉 Qūquán(LR8) 合穴	在膝部,膝内侧横纹头上方,半腱肌、半膜肌止端的前缘凹陷中	①月经不调,痛经,赤白带下,阴挺,阴痒等妇科病;②遗精,阳痿等男科病;③小便不利,癃闭,淋证等泌尿系统病证;④疝气;⑤膝髌肿痛,屈伸不利,下肢痿痹
阴包 Yīnbāo(LR9)	当股骨内上髁上4寸,缝匠肌后缘	①月经不调;②小便不利,遗尿;③腰骶痛引少腹,下肢痿痹
足五里 Zúwǔlǐ(LR10)	当气冲穴直下3寸,大腿根部,耻骨结节下方,长收肌的外缘	①少腹痛,小便不利,遗尿;②阴挺,带下,睾丸肿痛,阴囊潮湿
阴廉 Yīnlián(LR11)	当气冲穴直下2寸,大腿根部,耻骨结节下方,长收肌的外缘	①少腹痛,小便不利,遗尿;②月经不调,阴挺,带下,睾丸肿痛,阴囊潮湿
急脉 Jímài(LR12)	当气冲穴外下方腹股沟处,耻骨联合下缘中点旁开2.5寸	①疝气,少腹痛;②阴挺,睾丸肿痛,阴囊潮湿

任务二　奇经八脉及腧穴

一、督脉及腧穴

(一)经脉循行

督脉起于下腹部,下出于会阴部,经长强,向后行于后背脊柱的正中部,上达项后风府,进入脑内,上行巅顶,沿前额下行鼻柱,经素髎、水沟,止于上唇内龈交穴(图3-54)。

(二)主治概要

本经腧穴主治神志病、热病,以及腰骶、项背、头面部等经脉循行部位病证及相应

数字课件 3-13

的内脏病证。

（三）常用腧穴

1. 腰阳关* Yāoyángguān(DU3)

【定位】 后正中线,第4腰椎棘突下方凹陷中,约与髂嵴相平(图3-55)。

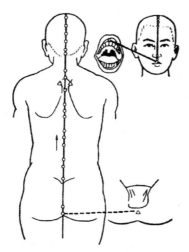

图 3-54 督脉循行示意图

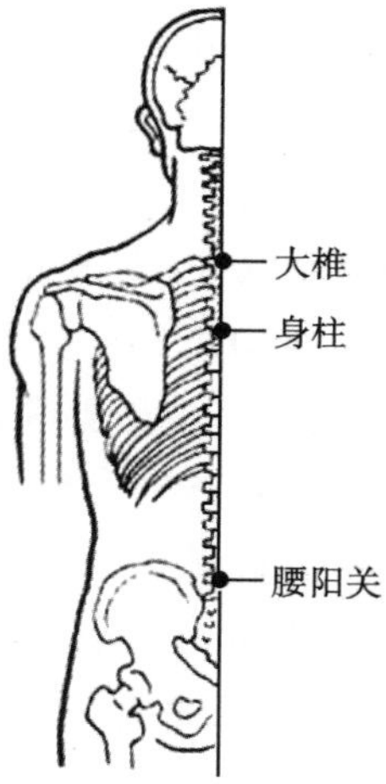

图 3-55 腰阳关、身柱、大椎

【主治】 ①腰脊强痛,下肢痿痹;②月经不调,赤白带下;③遗精,阳痿。

【操作】 直刺0.5～1寸。

2. 身柱 Shēnzhù(DU12)

【定位】 背部,后正中线,第3胸椎棘突下方凹陷中(图3-55)。

【主治】 ①咳嗽,气喘,身热;②癫痫;③脊背强痛;④疔疮。

【操作】 向上斜刺0.5～1寸。

3. 大椎* Dàzhuī(DU14) 督脉、手足三阳经交会穴

【定位】 在后正中线上,第7颈椎棘突下凹陷中(图3-55)。

【主治】 ①热病,骨蒸潮热,疟疾;②咳嗽,气喘,感冒,畏寒;③癫痫狂,小儿惊风;④头项强痛;⑤风疹,痤疮。

【操作】 向上斜刺0.5～1寸。

4. 哑门* Yǎmén(DU15) 督脉、阳维脉交会穴

【定位】 在项部,当后发际正中直上0.5寸,第一颈椎棘突下(图3-56)。

【主治】 ①舌强不语,暴喑;②头痛,颈项强痛,中风;③癫痫狂。

【操作】 取伏案正坐位,头微前倾,项部肌肉放松,向下颌方向缓慢刺入0.5～1寸;不可向上深刺,以免刺入枕骨大孔,伤及延髓。

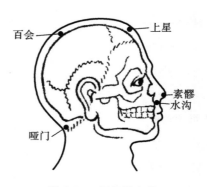

图 3-56 哑门等穴位

Note

5．百会* bǎihuì（DU20）　督脉、足太阳经交会穴

【定位】　在头部,当前发际正中直上 5 寸,或两耳尖连线的中点处（图 3-56）。

【主治】　①头痛,眩晕,中风失语,癫痫狂,晕厥;②失眠,健忘,耳鸣;③脱肛,阴挺,胃下垂,久泻。

【操作】　平刺 0.5～1 寸。升阳举陷可用灸法。

6．上星 Shàngxīng（DU23）

【定位】　在头部,当发际正中直上 1 寸（图 3-56）。

【主治】　①目痛,头痛,眩晕,鼻渊,鼻衄;②热病,疟疾;③癫狂。

【操作】　平刺 0.5～0.8 寸。

7．素髎 Sùliáo（DU25）

【定位】　在面部,当鼻尖的正中央（图 3-56）。

【主治】　①鼻渊,鼻衄,鼻塞,目痛;②昏迷,窒息,惊厥。

【操作】　向上斜刺 0.3～0.5 寸,或点刺放血。

8．水沟* Shuǐgōu（DU26）　督脉、手足阳明经交会穴

【定位】　在面部,当人中沟的上 1/3 与下 2/3 交点处（图 3-56）。

【主治】　①昏迷,晕厥,中风,中暑,癫狂痫,抽搐;②口歪,面肿,鼻渊,鼻衄,鼻塞,牙关紧闭;③闪挫腰痛,腰脊强痛;④消渴,黄疸,遍身水肿。

【操作】　向上斜刺 0.3～0.5 寸（或用指甲掐按）;一般不灸。

9．其他腧穴　见表 3-13。

表 3-13　督脉其他腧穴

腧　　穴	定　　位	主　　治
长强 Chángqiáng（DU1） 络穴	在尾骨端下,当尾骨尖端 与肛门连线的中点处	①腹泻,痢疾,便秘,痔疮等肠腑病证; ②癫狂痫,瘛疭;③腰痛,尾骶痛
腰俞 Yāoshū（DU2）	在骶部,后正中线上,适 对骶管裂孔处	①腰脊强痛,下肢痿痹;②泄泻,便秘,痔 疮,脱肛;③痫证
命门 Mìngmén（DU4）	在腰部,后正中线,第 2 腰椎棘突下方凹陷中	①腰脊强痛,下肢痿痹;②月经不调,赤 白带下,遗精,阳痿;③遗尿,尿频,泄泻
悬枢 Xuánshū（DU5）	在腰部,后正中线,第 1 腰椎棘突下方凹陷中	①腹泻,腹痛,肠鸣;②腰脊强痛
脊中 Jǐzhōng（DU6）	在背部,后正中线,第 11 胸椎棘突下方凹陷中	①泄泻,脱肛,痔疾,黄疸,小儿疳积; ②腰脊强痛;③癫痫
中枢 Zhōngshū（DU7）	在背部,后正中线,第 10 胸椎棘突下方凹陷中	①胃痛,呕吐,腹满,黄疸,食欲不振; ②腰背疼痛
筋缩 jīnsuō（DU8）	在背部,后正中线,第 9 胸椎棘突下方凹陷中	①腰脊强痛;②癫痫,抽搐;③胃痛
至阳 Zhìyáng（DU9）	在背部,后正中线,第 7 胸椎棘突下方凹陷中	①黄疸,胃痛,胸胁胀痛;②脊背强痛; ③咳嗽,气喘;④疟疾

续表

腧　穴	定　位	主　治
灵台 Língtái(DU10)	在背部,后正中线,第 6 胸椎棘突下方凹陷中	①疔疮;②咳嗽,气喘;③胃痛,脊背强痛
神道 Shéndào(DU11)	在背部,后正中线,第 5 胸椎棘突下方凹陷中	①心悸,心痛,失眠,健忘;②咳嗽,气喘;③胃痛,脊背强痛;④小儿惊痫
陶道 Táodào(DU13)	在背部,后正中线,第 1 胸椎棘突下方凹陷中	①热病,骨蒸潮热,疟疾;②咳嗽,气喘;③癫痫狂;④头痛,脊强
风府 Fēngfǔ(DU16)	在项部,当后发际正中直上 1 寸,枕外隆凸直下,两侧斜方肌之间凹陷中	①头痛,眩晕,颈项强痛,目痛,鼻衄,咽喉肿痛;②中风不语,半身不遂;③癫痫狂
脑户 Nǎohù(DU17)	在头部,后发际正中直上 2.5 寸,风府上 1.5 寸,枕外隆凸的上缘凹陷处	①头痛,眩晕,颈项强痛;②癫痫狂;③失音
强间 Qiángjiān(DU18)	在头部,后发际正中直上 4 寸	①头痛,眩晕,项强;②癫痫狂,失眠
后顶 Hòudǐng(DU19)	在头部,后发际正中直上 5.5 寸(脑户上 3 寸)	①头痛,眩晕,项强;②癫痫狂
前顶 Qiándǐng(DU21)	在头部,后发际正中直上 3.5 寸(百会前 1.5 寸)	①头痛,眩晕,中风偏瘫,癫痫;②目赤肿痛,鼻渊
囟会 Xìnhuì(DU 22)	在头部,后发际正中直上 2 寸(百会前 3 寸)	①头痛,眩晕;②癫痫;③鼻渊,鼻衄
神庭 Shéntíng(DU24)	在头部,当发际正中直上 0.5 寸	①癫痫狂,失眠,惊悸;②头痛,眩晕,目痛;③鼻渊,鼻衄
兑端 Duìduān(DU27)	在面部,当上唇的尖端,人中沟下端的皮肤与唇移行部	①口歪,口臭、齿龈肿痛,面肿,鼻渊,鼻衄;②癫疾,昏迷,晕厥
龈交 Yínjiāo(D28)	在上唇内,上唇系带与上齿龈的相接处	①口歪,齿龈肿痛,鼻渊,鼻衄;②腰痛,项强;③癫痫狂;④痔疾

二、任脉及腧穴

(一) 经脉循行

任脉起于小腹内,下出于会阴部,向前上行于阴毛部,沿着腹部前正中线上行,经关元等穴,至咽喉部,再向上环绕口唇,经过面部,进入目眶下,联系于目(图 3-57)。

(二) 主治概要

本经腧穴主要治疗腹部、胸部、咽喉、头面部的局部病证及相应的内脏器官病证,部分腧穴有强壮保健作用或可以治疗神志病。

数字课件 3-14

Note

（三）常用腧穴

1. 中极[*] **Zhōngjí（RN3） 膀胱募穴**

【定位】 仰卧位。在下腹部，前正中线上，当脐中下 4 寸（图 3-58）。

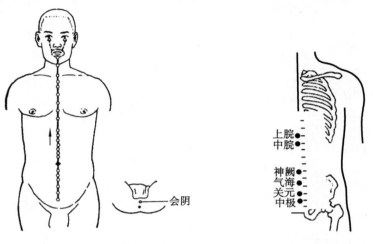

图 3-57 任脉循行示意图 图 3-58 上脘等穴位

【主治】 ①月经不调，痛经，崩漏，带下，阴挺，阴痒，不孕，产后恶露不尽等妇科病；②遗尿，癃闭，小便不利等泌尿系病证；③遗精，阳痿，不育等男科病证；④水肿，奔豚气，疝气等证。

【操作】 直刺 0.5～1 寸；针前应排尿，注意膀胱充盈时候，如癃闭者，不能深刺，可用斜刺或平刺；孕妇禁针；可灸。

2. 关元[*] **Guānyuán（RN4） 小肠募穴**

【定位】 在下腹部，前正中线上，当脐中下 3 寸（图 3-58）。

【主治】 ①中风脱证，虚劳，羸瘦无力，眩晕等元气亏损病证；②腹痛，痢疾，泄泻，脱肛，便血等肠腑病证；③月经不调，崩漏，痛经，赤白带下，阴挺，阴痒，不孕，产后恶露不尽，胎衣不下等妇科病；④淋病，遗尿，癃闭等泌尿系病证；⑤遗精，阳痿，不育等男科病证；⑥少腹冷痛，疝气。

【操作】 直刺 1～1.5 寸；针前应排尿；孕妇慎用；多用灸法。

3. 气海[*] **Qìhǎi（RN6） 肓之原穴**

【定位】 在下腹部，前正中线上，当脐中下 1.5 寸（图 3-58）。

【主治】 ①真气不足，中风脱证，虚劳羸瘦；②腹痛，腹泻，便秘；③月经不调，痛经，崩漏，带下，阴挺，产后恶露不尽等；④遗精，阳痿；⑤癃闭，小便不利。

【操作】 直刺 1～1.5 寸；可用灸法；注意妇女月经期不宜深刺，孕妇不宜刺灸。

4. 神阙[*] **Shénquè（RN8）**

【定位】 在腹中部，脐窝中央（图 3-58）。

【主治】 ①虚脱、中风脱证等元阳暴脱；②腹痛，腹胀，久泻，久痢，便秘，脱肛等肠腑病证；③水肿，小便不利。

【操作】 禁针，可灸（多用艾条灸或艾炷隔盐灸法）。

5. 中脘[*] **Zhōngwǎn（RN12） 胃之募穴；八会穴之腑会**

【定位】 在上腹部，前正中线，脐中上 4 寸（图 3-58）。

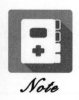

【主治】　①腹痛,腹胀,纳呆,呕吐,吞酸,小儿疳积,泄泻;②黄疸;③痰多咳喘;④癫痫、失眠。

【操作】　直刺1～1.5寸。

6. 上脘* Shàngwǎn(RN13)

【定位】　在上腹部,前正中线上,当脐中上5寸(图3-58)。

【主治】　①胃痛,呕吐,呃逆,腹胀等胃腑病证;②癫痫;③黄疸。

【操作】　直刺1～1.5寸。

7. 膻中* Dànzhōng(RN17)　心包募穴,八会穴之气会

【定位】　在胸部,当前正中线上,平第4肋间隙,两乳头连线中点(图3-59)。

【主治】　①咳嗽,胸闷,气短,气喘,心悸;②乳少,乳痈;③呃逆,呕吐;④产后乳汁少,乳痈。

【操作】　平刺0.3～0.5寸。

8. 廉泉* Liánquán(RN23)　任脉,阴维脉交会穴

【定位】　仰靠坐位。在颈部,当前正中线上,喉结上方,舌骨体上缘凹陷处(图3-60)。

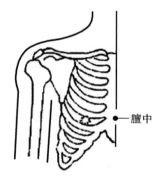
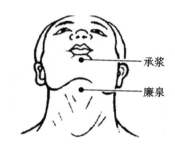

图3-59　膻中　　　　　　图3-60　承浆、廉泉

【主治】　①舌强不语,暴喑,舌下肿痛,舌纵涎出,舌本挛急,吞咽困难;②咽喉肿痛,口舌生疮。

【操作】　针尖向咽喉部刺入0.5～0.8寸。

9. 承浆* Chéngjiāng(RN24)

【定位】　仰靠坐位。在面部,当颏唇沟的正中凹陷处(图3-60)。

【主治】　①口歪,齿龈肿痛,流涎,面痛;②暴喑;③癫痫;④消渴。

【操作】　斜刺0.5～0.8寸。

10. 其他腧穴　见表3-14。

表3-14　任脉其他腧穴

腧　　穴	定　　位	主　　治
会阴 Huìyīn(RN1)	在会阴部,男性当阴囊根部与肛门连线的中点,女性当大阴唇后联合与肛门连线的中点	①小便不利,遗尿,遗精,阳痿;②月经不调,阴挺,阴痒,阴痛;③痔疾,脱肛,溺水窒息,昏迷,癫狂

Note

61

续表

腧　　穴	定　　位	主　　治
曲骨 Qūgǔ(RN2)	在下腹部,前正中线上,耻骨联合上缘的中点处	小便不利,遗尿,遗精,阳痿,月经不调,赤白带下
石门 Shímén(RN5) 三焦募穴	在下腹部,前正中线上,当脐中下2寸	①腹痛,腹泻,痢疾;②小便不利,水肿;③遗精,阳痿,疝气;④带下,崩漏,产后恶露不尽
阴交 Yīnjiāo(RN7)	在下腹部,前正中线上,当脐中下1寸	①腹痛,水肿泄泻;②月经不调、带下,崩漏;③小便不利,水肿
水分 Shuǐfēn(RN9)	在上腹部,前正中线,脐中上1寸	①水肿,小便不利;②腹痛,腹泻,反胃呕吐,腹胀
下脘 Xiàwǎn(RN10)	在上腹部,前正中线,脐中上2寸	①腹痛,腹胀,腹泻;②反胃呕吐,痞块
建里 Jiànlǐ(RN11)	在上腹部,前正中线,脐中上3寸	胃脘痛,食欲不振,呕吐,水肿
巨阙 Jùquè(RN14) 心募穴	在上腹部,前正中线,脐中上6寸	①胸痛,心悸;②癫狂痫;③胃痛,呕吐,吞酸
鸠尾 Jiūwěi(RN15) 络穴	在上腹部,前正中线,胸剑联合下1寸	①癫狂痫;②胃痛,心悸,心痛;③腹胀,呕吐
中庭 Zhōngtíng(RN16)	在胸部,前正中线上,平第5肋间,即胸剑结合处	①胸胁胀满,心痛;②呕吐,小儿吐乳
玉堂 Yùtáng(RN18)	在胸部,当前正中线上,平第3肋间隙	①胸痛,胸闷,咳嗽,气喘;②呕吐
紫宫 Zǐgōng(RN19)	在胸部,当前正中线上,平第2肋间隙	咳嗽,气喘,胸痛,胸闷
华盖 Huágài(RN20)	在胸部,当前正中线上,平第1肋间隙	①咳嗽,气喘,胸痛;②咽喉肿痛
璇玑 Xuánjī(RN21)	在胸部,当前正中线上,胸骨上窝中央下1寸	①咳嗽,气喘,胸痛;②咽喉肿痛;③积食
天突 Tiāntū(RN22)	在胸部,当前正中线上,胸骨上窝正中	①咳嗽,气喘,胸痛;②咽喉肿痛,暴喑;③瘿气,梅核气;④噎膈

任务三　常用经外奇穴

一、头颈部穴

1. 四神聪* Sìshéncōng(EX-HN1)

【定位】　在头顶部,当百会前后左右各1寸,共4穴(图3-61)。

数字课件 3-15

Note

【主治】　①头痛，眩晕，失眠，健忘，癫痫；②目疾。

【操作】　平刺0.5～0.8寸。

2. 印堂 Yìntáng（EX-HN3）

【定位】　在额部，当两眉头之中间（图3-62）。

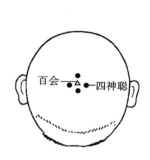

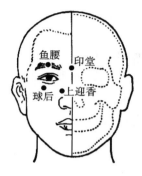

图3-61　四神聪　　　　　图3-62　印堂等穴位

【主治】　头痛，眩晕，鼻衄，鼻渊，小儿惊风，失眠。

【操作】　平刺0.3～0.5寸。

3. 鱼腰 Yúyāo（EX-HN4）

【定位】　在额部，瞳孔直上，眉毛中（图3-62）。

【主治】　眉棱骨痛，眼睑𥉂动，眼睑下垂，目赤肿痛，目翳，口眼歪斜。

【操作】　平刺0.3～0.5寸。

4. 太阳* Tàiyáng（EX-HN5）

【定位】　在颞部，当眉梢与目外眦之间，向后约一横指的凹陷处（图3-63）。

【主治】　头痛，目疾，面瘫。

【操作】　直刺或斜刺0.3～0.5寸。可点刺出血。

5. 耳尖 ěrjiān（EX-HN6）

【定位】　在耳廓的上方，当折耳向前，耳廓上方的尖端处（图3-63）。

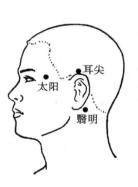

【主治】　目疾，头痛，咽喉肿痛。

【操作】　直刺0.1～0.2寸。或点刺出血。禁灸。

图3-63　耳尖等穴位

6. 球后 Qiúhòu（EX-HN7）

【定位】　在面部，当眶下缘外1/4与内3/4交界处（图3-62）。

【主治】　目疾。

【操作】　轻压眼球向上，向眶缘缓慢直刺0.5～1.5寸，不提插和捻转，出针后用消毒干棉球按压针孔片刻，以防出血。禁灸。

7. 上迎香 Shàngyíngxiāng（EX-HN8）

【定位】　在面部，当鼻翼软骨与鼻甲的交界处，近鼻唇沟上端处（图3-62）。

【主治】　鼻渊，鼻部疮疖。

【操作】　向内上方平刺0.3～0.5寸。禁灸。

8. 翳明 Yìmíng(EX-HN14)

【定位】 在项部,当翳风后 1 寸(图 3-63)。

【主治】 ①头痛,眩晕,失眠;②目疾,耳鸣。

【操作】 直刺 0.5~1.0 寸。

二、胸腹部穴

子宫* Zǐgōng(EX-CA1)

【定位】 在下腹部,当脐中下 4 寸,中极旁开 3 寸(图 3-64)。

【主治】 ①阴挺;②月经不调,痛经,崩漏;③不孕。

【操作】 直刺 0.8~1.2 寸。

三、背部穴

1. 定喘 Dìngchuǎn(EX-B1)

【定位】 在背部,当第 7 颈椎棘突下,后正中旁开 0.5 寸(图 3-65)。

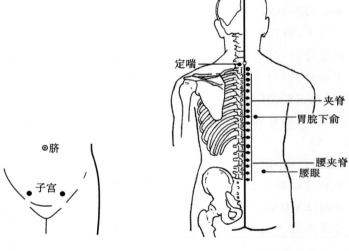

图 3-64 子宫　　　　图 3-65 定喘等穴位

【主治】 ①哮喘,咳嗽;②肩背痛,落枕。

【操作】 直刺 0.5~0.8 寸。

2. 夹脊* Jiájǐ(EX-B2)

【定位】 在背腰部,当第 1 胸椎至第 5 腰椎棘突下两侧,后正中线旁开 0.5 寸,一侧 17 穴(图 3-65)。

【主治】 上胸部的穴位治疗心肺、上肢疾病;下胸部的穴位治疗胃肠疾病;腰部的穴位治疗腰腹及下肢疾病。

【操作】 直刺 0.3~0.5 寸。

3. 胃脘下俞 Wèiwǎnxiàshū(EX-B3)

【定位】 在背部,当第 8 胸椎棘突下,后正中旁开 1.5 寸(图 3-65)。

【主治】 ①胃痛,腹痛,胸胁痛;②消渴。

Note

【操作】　斜刺 0.3～0.5 寸。

4．腰眼 * Yāoyǎn(EX-B7)

【定位】　在腰部,当第 4 腰椎棘突下,旁开 3.5 寸凹陷中(图 3-65)。

【主治】　①腰痛;②月经不调,带下;③虚劳。

【操作】　直刺 1.0～1.5 寸。

四、上肢部穴

1．二白 Èrbái(EX-UE2)

【定位】　在前臂掌侧,腕横纹上 4 寸,桡侧腕屈肌腱的两侧,一侧 2 穴(图 3-66)。

【主治】　①痔疾,脱肛;②前臂痛,胸肋痛。

【操作】　直刺 0.5～0.8 寸。

2．腰痛点 Yāotòngdiǎn(EX-UE7)

【定位】　在手背侧,第 2、3 掌骨及第 4、5 掌骨之间,当腕横纹与掌指关节中点处,一侧 2 穴(图 3-67)。

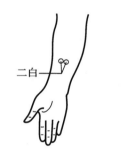

图 3-66　二白

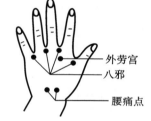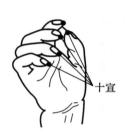

图 3-67　腰痛点等穴位

【主治】　急性腰扭伤。

【操作】　向掌中斜刺 0.5～0.8 寸。

3．外劳宫 * Wàiláogōng(EX-UE8)

【定位】　在手背侧,第 2、3 掌骨之间,掌指关节后 0.5 寸(图 3-67)。

【主治】　①落枕,手臂肿痛;②脐风。

【操作】　直刺 0.5～0.8 寸。

4．八邪 Bāxié(EX-UE9)

【定位】　在手背侧,微握拳,第 1～5 指间,指蹼缘后方赤白肉际处,左、右共 8 穴(图 3-67)。

【主治】　①手背肿痛,手指麻木;②烦热,目痛;③毒蛇咬伤。

【操作】　斜刺 0.5～0.8 寸,或点刺放血。

5．四缝 Sìfèng(EX-UE10)

【定位】　在第 2～5 指掌侧,近端指关节的中央,一侧 4 穴(图 3-68)。

【主治】　①小儿疳积;②百日咳。

【操作】　浅刺 0.1 寸,或点刺放血或挤出少许黄色透明黏

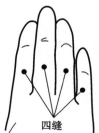

图 3-68　四缝

液。禁灸。

6.十宣* Shíxuān(EX-UE11)

【定位】 在手一指尖端,距指甲游离缘0.1寸(指寸),左右共10穴(图3-67)。

【主治】 ①昏迷;②癫痫;③高热、咽喉肿痛。

【操作】 浅刺0.1~0.2寸,或点刺出血。禁灸。

五、下肢部穴位

1.鹤顶 Hèdǐng(EX-LE2)

【定位】 在膝上部,髌底的中点上方凹陷处(图3-69)。

【主治】 膝痛,足胫无力,瘫痪。

【操作】 直刺0.8~1.0寸。

2.内膝眼* Nèixīyǎn(EX-LE4)

【定位】 在膝部,髌韧带内侧凹陷处的中央(图3-69)。

【主治】 膝部肿痛。

【操作】 向膝中斜刺0.5~1.0寸。

3.胆囊* Dǎnnáng(EX-LE6)

【定位】 在小腿外侧上部,当腓骨小头直下2寸(图3-69)。

【主治】 ①急慢性胆囊炎,胆石症,胆道蛔虫症;②下肢痿痹。

【操作】 直刺1.0~2.0寸。

4.阑尾* Lánwěi(EX-LE7)

【定位】 在小腿外侧,髌韧带外侧凹陷下5寸,胫骨前嵴外一横指(图3-69)。

【主治】 ①急慢性阑尾炎;②消化不良;③下肢痿痹。

【操作】 直刺1.5~2.0寸。

5.八风 Bāfēng(EX-LE10)

【定位】 在足背侧,第1~5趾间,趾蹼缘后方赤白肉际处,一侧4穴,左右共8穴(图3-69)。

【主治】 ①足跗肿痛,趾痛;②毒蛇咬伤;③脚气。

【操作】 斜刺0.5~0.8寸,或点刺出血。

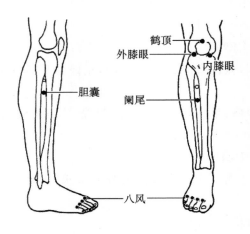

图3-69 鹤顶

Note

第二篇

技能篇

JINENGPIAN

项目四　针灸技能

任务一　毫针刺法

一、毫针常识

毫针为古代"九针"之一,因其针体细微,故也称"微针"、"小针"。现在临床所用毫针多用不锈钢制成,也有用金、银制成的。不锈钢毫针有较高的强度和韧性,针体挺直滑利,能耐热、防锈,不易被化学物品腐蚀,是临床应用最广泛的一种针具。

(一)毫针结构和规格

1. 结构　毫针可分为针尖、针身、针根、针柄、针尾五个部分(图4-1)。

针尖是指针的尖端锋锐部分,又称针芒,是刺入腧穴肌肤的关键部位。针尖以端正不偏,其状圆而不钝,利而不锐如松针形者为佳。不可有卷毛或钩曲。针身是指从针尖到针柄的部分,也称针体,是毫针的主体部分,是刺入腧穴内相应深度的部位,针的长短和粗细规格主要指此部分,针身要光滑挺直,圆正均匀,坚韧而富有弹性。针根是指针身与针柄连接的部分,是观察针身刺入穴位深度和提插幅度的外部标志,也是断针时的多发部位,针根要牢固,无剥蚀、伤痕。针柄是指针根至针尾的部分,是医者持针着力的部分,也是进行温针灸时放置艾绒或艾条的地方,针柄一般多用金属丝缠绕成螺旋状,

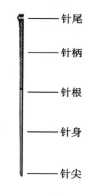

图 4-1　毫针的结构

针柄的形状有圈柄、花柄、平柄、管柄等多种,针柄以金属丝缠绕紧密均匀为佳,不能有松动现象,针柄的长短粗细要适中,便于持针、运针。针尾:针柄的末端部分称为针尾。

2. 规格　毫针的规格包括针身的长短和粗细,临床常用毫针规格:长短为1～3寸(25～75 mm)、粗细为28～30号。短针多用于浅刺和耳穴;长针多用于深刺肌肉丰厚部位的腧穴,或用于透刺。毫针的粗细与针刺的强度有关,供辨证施治时选用(表4-1、表4-2)。

Note

表 4-1　毫针长短规格表

旧规格/英寸	0.5	1	1.5	2	3	4	5	6
新规格/mm	13	25	40	50	75	100	125	150

表 4-2　毫针粗细规格表

号数	24	26	28	30	32	34	36
直径/mm	0.45	0.40	0.38	0.32	0.27	0.22	0.20

（二）毫针练习

1. 指力训练法　指力是针灸医生的基本功,也是提高针刺治疗效果的保障。由于毫针针身细软,如果没有一定的指力,进针时就很难力贯针尖,顺利进针;进行手法操作也不能运用自如。一般来说,持针要手指的功夫,进针需要手腕的协调,进针后手法是手指、手腕的相互协调。

（1）纸垫练针法　用松软的纸张,折成长 8 cm、宽 5 cm、厚 2～3 cm 的纸块,用线扎紧,如"井"字形,做成纸垫。练针时,左手平执纸垫,右手拇、食、中三指持针柄,如持笔状,使针尖垂直地刺在纸垫上,然后右手拇指与食、中指前后捻动针柄,并渐加一定的压力,待针穿透纸垫,即另换一处,反复练习。纸垫练习主要是锻炼指力、练习捻转等手法（图 4-2）。

（2）棉团练针法　用棉花做衬,外用布将棉花包裹,用线封口扎紧,做成直径 6～7 cm 的棉团。练针方法同纸垫练针法,棉团练针法主要做提插、捻转等手法的练习。在练针时,要做到捻转的角度大小,可以随意掌握,来去的角度力求一致,快慢均匀。在这一过程中也可配合提插的练习,要求提插幅度上下一致,捻转角度来去一致,频率的快慢一致,达到动作协调、得心应手、运用自如的程度（图 4-3）。

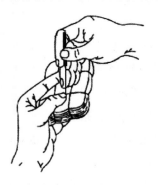 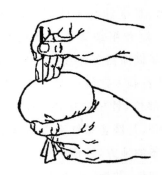

　　图 4-2　纸垫练针法　　　　　图 4-3　棉团练针法

2. 人体练针法　通过纸垫、棉团练针,具备了一定的腕力和指力后,可在人身上进行练针。通过练习逐渐从针下体会得气时的细微变化,以提高针刺手法的操作水平,对控制针感,提高疗效有直接的意义。

（三）体位选择

体位是指针刺时患者身体所摆放的姿势和位置。体位选择是否得当,对腧穴正确定位、针刺操作、持久留针以及防止晕针、滞针、弯针甚至折针等都有很大的影响,选择体位的原则是患者舒适且利于腧穴的正确定位,又便于术者操作和较长时间地留针而不致疲劳。临床上应根据患者的体质、病情等具体情况灵活掌握。对初诊、精神紧张或年老、体弱、病重的患者,尽量采取卧位。针刺常用体位主要有以下几种。

1. 仰卧位　适宜于取头、面、胸、腹部腧穴和上下肢部分腧穴。

2. 侧卧位　适宜取身体侧面少阳经腧穴和上、下肢部分腧穴。

3. 俯卧位　适宜于头、项、脊背、腰骶部腧穴和下肢背侧及上肢部分腧穴。

4. 仰靠坐位　适宜于取前头、颜面和颈前等部位的腧穴。

5. 俯伏坐位　适宜于取后头和项、背部的腧穴。

6. 侧伏坐位　适宜于取头部的一侧、面颊及耳前后部位的腧穴。

（四）消毒

1. 针具器械消毒　消毒的方法很多,以高压蒸汽灭菌为佳,目前临床上常用一次性毫针。

（1）高压消毒　将毫针等针具用纱布包扎,或装在试管、针盒中,放在密闭的高压消毒锅内。一般在 $1.0 \sim 1.4$ kg/cm^2 的压力、$115 \sim 123℃$ 的高温下保持 30 min 以上,可达到灭菌要求。

（2）煮沸消毒　将毫针等器具用纱布包扎后,放置在清水锅内,加热,待沸腾后,再煮 $15 \sim 20$ min,即可达到消毒目的。此法简便易行,无需特殊设备,比较常用,但对锋利的金属器械,容易使锋刃变钝。在水中加入重碳酸钠使之成为 2% 的溶液,可以提高沸点至 $120℃$,并且可减轻沸水对器械的腐蚀作用。消毒毫针只能使用一次,不能重复使用。

（3）药液浸泡消毒　将针具放在 75% 酒精内浸泡 30 min,取出用消毒巾擦干后使用。也可将针具置于器械消毒液内浸泡(如 84 消毒液,或 2% 的戊二醛浸泡 $30 \sim 60$ min)。直接和毫针接触的针盘、针盒、镊子等也需进行消毒。经过消毒的毫针,必须放在消毒过的针盘内,外以消毒纱布遮覆。对某些疾病宜采用一次性针具。

2. 医生手指消毒　医生的手在施术前,要用肥皂水洗刷干净,待干后再用 75% 酒精棉球擦拭,然后才能持针操作。

3. 部位消毒　在患者需要针刺的穴位上,用 75% 的酒精棉球由中心向周围绕圈擦拭;或先用 2% 碘酊擦拭,再用 75% 酒精脱碘。穴位皮肤消毒后,切忌接触污物,防止重新污染。

4. 治疗室内消毒　治疗台上用的床垫、枕巾、毛毯、床单、垫席等物品,要按时换洗晾晒,如采用一人一用的消毒垫布、垫纸、枕巾则更好。治疗室内保持空气流通,卫生洁净,并定期用专用消毒灯照射消毒。

二、操作方法

（一）刺手与押手

刺手是指持针的手,押手是指辅助进针的手。刺手的作用是握持针具将针顺利刺入腧穴皮肤,然后施行各种针刺手法;押手的作用是辅助刺手将毫针准确地刺入腧穴,减少进针时的疼痛,并协助刺手调节和控制针感。古代医家非常重视双手的配合,如

《灵枢·九针十二原》中言：右主推之，左持而御之。《标幽赋》进一步明确地说：左手重而多按，欲令气散；右手轻而徐入，不痛之因。

（二）持针方法

持针方法是指手握持毫针的一种姿势状态。临床上根据腧穴部位、病情特点、个人习惯来选择持针姿势。一般多用拇、食、中三指持针法。

1. 两指持针法　两指持针法是用手的拇指、食指末节指腹夹持针柄，进行针刺的方法，多适用于短针进针。

2. 三指持针法　拇指末节指腹在针柄的一侧，食指、中指末节指腹在其对侧，拇指、食指、中指相对夹持针柄（图4-4），利用腕力和指力将针刺入腧穴。

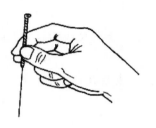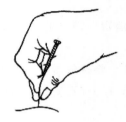

图 4-4　三指持针法

（三）进针方法

1. 单手进针法　单手进针法是指仅用刺手的一种进针方法。刺手拇指、食指夹持针柄，中指末节端抵住腧穴旁皮肤，拇、食指向下用力时，中指随之屈曲，将针迅速刺入腧穴，直刺至所要求的深度。此法多用于短针的进针（图4-5）。

也可用消毒棉球裹住针身下段，用拇、食指指腹夹持针身露出针尖，针尖对准穴位迅速刺入皮肤，然后拇食指沿针身上移，夹持针身上段或针柄，将针刺入一定深度。

2. 双手进针法　双手进针法是指刺手和押手协助配合进针的方法，临床上常用的有以下四种。

（1）指切进针法　又称爪切进针法。用押手拇指或食指爪甲切按压在腧穴旁边，刺手持针，紧靠押手指甲缘，将针刺入腧穴。适用于短针的进针（图4-6）。

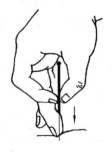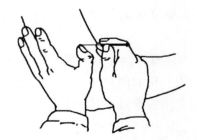

图 4-5　单手进针法　　　　图 4-6　指切进针法

（2）夹持进针法　又称骈指进针法。用消毒干棉球裹住针身下段，押手拇、食指夹持针身，并将针尖固定在针刺腧穴的皮肤，刺手持针，双手同时用力将针迅速刺入腧穴。此法适用于较长毫针的进针，也是临床上常用的进针方法之一（图4-7）。

（3）舒张进针法　押手拇、食两指或食、中两指将针刺部位的皮肤向两侧撑开，使之绷紧,刺手持针,使针从押手二指的中间刺入。适用于皮肤松弛或有皱纹部位的腧穴进针,特别是腹部腧穴(图4-8)。

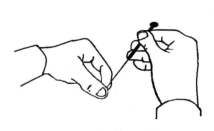

图4-7 夹持进针法

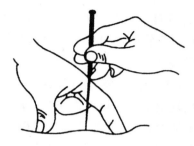

图4-8 舒张进针法

(4)提捏进针法 用押手拇、食二指将针刺部位的皮肤捏起,刺手持针,从捏起的上端将针刺入。此法适用于皮肉浅薄部位,特别是面部腧穴的进针(图4-9)。

（四）针刺的角度和深度

1.针刺角度 进针时针身与所刺部位皮肤表面形成的角度称为针刺角度。角度的大小,主要根据腧穴所在部位的解剖特点和治疗目的要求来决定,一般分为直刺、斜刺和平刺三种(图4-10)。

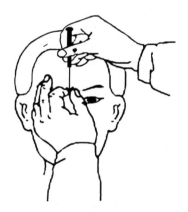

图4-9 提捏进针法

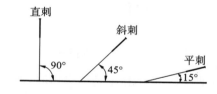

图4-10 针刺角度

(1)直刺 针身与皮肤表面成90°垂直刺入。此法适用于人体大部分腧穴。

(2)斜刺 针身与皮肤表面成45°左右倾斜刺入。此法适用于肌肉浅薄处或内有重要脏器,或不宜直刺、深刺的腧穴。

(3)平刺 也称横刺、沿皮刺。针身与皮肤表面成15°左右或沿皮以更小的角度刺入。此法适用于皮薄肉少部位的腧穴,如头部的腧穴等。

2.深度 深度是指针身刺入腧穴皮肤内的深度,每个腧穴都有一定的针刺深度,临床上要考虑以下几方面的情况,灵活掌握针刺的深度。

(1)年龄 年老体弱,气血衰退,小儿娇嫩,稚阴稚阳,均不宜深刺;中青年身强体壮者,可适当深刺。

(2)体质 对形瘦体弱者,宜相应浅刺;形盛体强者,宜深刺。

(3)病情 阳证、新病宜浅刺;阴证、久病宜深刺。

(4)部位 头面、胸腹及皮薄肉少处的腧穴宜浅刺。四肢、臀、腹及肌肉丰满处的

Note

73

腧穴宜深刺。

（五）行针和得气

1. 行针　将针刺入腧穴后为了取得针感或调节针感而采取的操作方法称为行针或运针。行针手法包括基本手法和辅助手法两类。

1）基本手法

（1）提插法　将针刺入腧穴的一定深度后，由深层提至浅层，再由浅层插至深层，如此反复地上提下插的方法（图4-11）。操作时提插幅度相等，指力均匀，防止针身弯曲。提插的幅度、频率、时间，需视患者的体质、病情和腧穴部位而异。提插幅度大、频率快、时间长，刺激量就大；提插幅度小、频率慢、时间短，刺激量就小。

（2）捻转法　将针刺入腧穴一定深度后，拇指与食指夹持针柄做一前一后、左右交替旋转捻动的方法（图4-12）。捻转的角度一般掌握在180°～270°，不可单方向捻转，以防针身被肌纤维缠绕，引起局部疼痛和出针困难。操作时指力均匀，速度一致，角度相等。捻转的角度大小、频率快慢、时间长短，临床视患者的体质、病情和腧穴部位而定。一般认为捻转角度大、频率快、时间长，刺激量就大；捻转角度小、频率慢、时间短，刺激量就小。

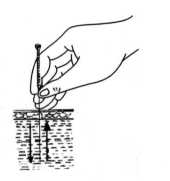

图 4-11　提插法

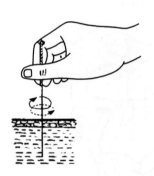

图 4-12　捻转法

以上两种手法在临床具体应用时，既可单独使用，也可相互配合运用，操作时必须根据患者的具体情况灵活掌握，才能发挥其应有的作用。

2）辅助手法

（1）循法　循法是指在针刺入腧穴时得气较慢或不得气或为了循经感传，用手指沿针刺穴位所属经脉循行路线的上下左右轻揉拍打，促使气至或气行的方法（图4-13）。《针灸大成》言：凡下针，若气不至，用指于所属部分经络之路，上下左右循之，使气血往来，上下均匀，针下自然气至沉紧。此法能推动气血，激发经气，促使针后得气；如已气至，可激发经气循经感传。本法也可以减轻患者紧张情绪，使肌肉松弛，经气通畅，解除滞针。

（2）刮法　刮法是以指甲刮动针柄以加强针感或助气运行的方法。用食指指腹按压在针尾，以拇指指甲轻刮针柄（图4-14）。本法在针刺不得气时用之可激发经气，已得气者可以加强针刺感应的传导和扩散，有催气、行气的作用。

（3）弹法　弹法是以手指轻弹针尾，使针体微微振动以加强针感或助气运行的一种催气手法（图4-15）。《针灸问对》指出：如气不行，将针轻轻弹之，使气速行。本法有

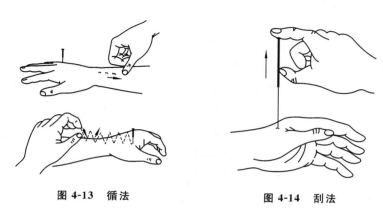

图 4-13　循法　　　　　　　　图 4-14　刮法

催气、行气作用,操作时注意用力不可过猛,弹的频率也不可过快,避免弯针。

(4)摇法　针刺入腧穴一定深度后,手持针柄,将针轻轻摇动,以加强针感或促使气行的一种方法(图 4-16)。临床上可以直立针身而摇,也可以卧倒针身而摇。

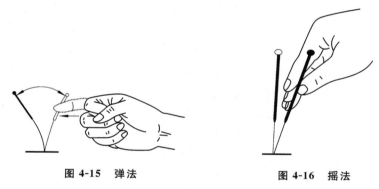

图 4-15　弹法　　　　　　　　图 4-16　摇法

(5)飞法　针刺入腧穴后不得气或得气较慢时,用拇、食指持针柄,细细捻搓数次,然后张开两指,一搓一放,反复数次,状如飞鸟展翅的方法(图 4-17)。《医学入门》曰:以大指次指捻针,连搓三下,如手颤之状,谓之飞。此法的作用在于催气、行气,增强针感。

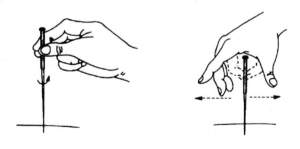

图 4-17　飞法

(6)震颤法　以拇、食、中三指夹持针柄,用小幅度、快频率的提插捻转动作,使针身发生轻轻震颤的方法,此法可以催气或增强针感。

2. 得气　针刺入腧穴后所产生的经气感应称为得气,又称"针感"。得气后的临床表现主要反映在两个方面:一是医者刺手感觉到针下沉紧、滞涩或针体颤动;二是患者的针刺部位有酸、麻、重、胀或热、凉、痒、痛或传导或扩散等感觉。由于针刺部位的组织结构不同、个体感觉差异及对感觉的形容不同,可反映出各式各样的针感;这些针感

Note

75

不但产生于针刺的局部,还会向其他部位传导。若针刺后未得气,患者则无任何特殊感觉或反应,医者刺手亦感觉到针下空松、虚滑。正如《标幽赋》中所说:轻滑慢而未来,沉涩紧而已至……气之至也,如鱼吞钩饵之浮沉;气未至也,如闲处幽堂之深邃。

(1)得气的意义　得气与否直接关系到治疗效果的高低。历代医家都十分重视得气的重要性。如《灵枢·九针十二原》说:刺之要,气至而有效。效之信,若风之吹云,明乎若见苍天。《标幽赋》又曰:气速至而速效,气迟至而不治。临床上得气迅速,疗效较好;得气较迟或不得气,疗效较差,甚至没有疗效,预后也差。一般来说,气血虚弱、经气不足之人,得气迟缓;气血充足、经气旺盛之人,得气迅速。有些病证初次针刺时得气较迟或不得气,经过针灸等方法治疗后,逐渐出现得气较速或有气至现象,说明机体正气逐渐恢复,疾病向愈。经反复施用各种手法后,仍不得气者,多属正气衰竭,预后多不良。

(2)影响得气的因素和处理方法　针刺后不得气的原因,主要有以下三个方面:一是与医者取穴准否,操作熟练程度,针刺的角度、方向、深度等有关;二是与患者的精神状态、体质强弱和机体阴阳盛衰等情况密切相关;三是与气候、温度等环境相关。

如属于取穴不准,针刺角度、深度不当,或刺激量不足,就要重新调整针刺穴位的位置、角度、深度和刺激量;如患者病程较长,正气虚弱致经气不足,或其他病理因素致局部感觉迟钝者,可采取行针催气或留针候气的方法,促使针下得气。也可以加用灸法,以助经气来复。一般经过上述处理,多数患者都可得气,若仍不得气,多为脏腑经络之气虚衰已极,当考虑配合或改用其他治疗方法。

此外,环境因素也会影响得气,如晴天、气候较温暖时,针刺易得气;阴天、气候较寒冷时,得气较慢或不易得气。还有空气、光线、湿度、海拔高度、电磁、气味等,都会对针刺得气产生一定的影响。

(六)毫针补泻

针刺补泻,是根据《灵枢·经脉》中"盛则泻之,虚则补之"的理论而确立的两种不同的治疗原则和方法。一般地说,凡是能鼓舞人体正气,使低下的功能恢复旺盛的针刺方法称为补法;凡是能疏泄病邪,使某些亢进的机能恢复正常的针刺方法称为泻法。

1. 单式补泻手法

(1)提插补泻法　提插补泻是根据针体在腧穴内提插频率快慢、时间长短、手法轻重来区分补泻的针刺手法。《难经·七十八难》说:得气,因推而内之,是谓补;动而伸之,是谓泻。《针灸大成》也言:凡补,针先浅而后深;泻,针先深而后浅。凡提插,急提慢按如冰冷,泻也;慢提急按火烧身,补也。补法操作:针刺得气后,先浅后深,提插幅度小,频率慢,操作时间短,重插轻提。针下插时速度宜快,用力宜重,针上提时速度宜慢,用力宜轻,即慢提急按。本法可引导阳气入内,充实阳气,有温补作用,可治疗经气不足、虚寒证。泻法的操作:针刺得气后,先深后浅,提插幅度大,频率快,操作时间长,轻插重提,针上提时速度宜快,用力宜重;针下插时速度宜慢,用力宜轻,即急提慢按。本法可引邪外出,有凉泻的作用,可治疗经气有余、实热证。

(2)捻转补泻法　捻转补泻是根据针体在腧穴内捻转的方向、频率的快慢、用力的轻重来区分补泻的手法。《针经指南》说:以大指次指相合,大指往上进,谓之左;大指往下退,谓之右。指出以拇指捻针为标准,其作用力向前进令针左转,或者向后退令针右转,用以区分针刺补泻。《针灸大成》则言:左转从阳,能行诸阳;右转从阴,能行诸阴。补法的操作:针刺得气后,捻转角度小,用力轻,频率慢,操作时间短,拇指向前左转时用力重,指力沉重向下;拇指向后右转还原时用力轻,反复操作。泻法的操作:针刺得气后,捻转角度大,用力重,频率快,操作时间长,拇指向后右转时用力重,指力浮起向上;拇指向前左转还原时用力轻,反复操作。

(3)徐疾补泻法　根据进针、出针过程两者相对快慢来区分补泻的针刺手法。《灵枢·九针十二原》指出:徐而疾则实,疾而徐则虚。《灵枢·小针解》释为:徐而疾则实者,言徐内而疾出也;疾而徐则虚者,言疾内而徐出也。说明缓慢地进针,快速地出针,为补法;反之,快速地进针,缓慢地出针,为泻法。

操作时,对于虚证,进针慢,少捻转,出针快。先在浅部候气,得气后将针缓慢地向内推进到一定深度,退针时快速提至皮下。这种徐进疾退手法,使阳气由浅入深,故为补法;对于实证,进针快,多捻转,出针慢。一次刺入应刺深度,气至后,引气外出,出针时要缓慢,使邪气由深浅出,故为泻法。

(4)迎随补泻法　根据进针时针尖顺着还是逆着经脉循行方向来区分补泻的针刺手法。进针时,针尖顺着经脉循行而去的方向刺入,为补法;针尖迎着经脉循行而来的方向刺入,为泻法。如针刺手三阴经穴,手三阴经从胸走手,将针尖顺经脉走行(向着手的方向)刺入为补法;反之,将针尖迎着经脉走行(向着胸的方向)刺入为泻法。

明代张世贤根据《难经·七十二难》所载"知营卫之流行,经脉之往来者,随其逆顺而取之,故曰迎随",解释为:凡欲泻者,用针芒朝其经脉所来之处,迎其气之来未盛,乃逆针以夺其气,是谓之迎。凡欲补者,用针芒朝其经脉所去之路,随其气之方去未虚,顺针以济其气,是谓之随。从此将迎随补泻操作具体解释为针向补泻法。

(5)呼吸补泻法　在针刺时配合患者的呼吸以区分补泻的针刺手法。《针灸大成》说:欲补之时,气出针入,气入针出;欲泻之时,气入入针,气出出针。该书明确地指出了具体操作方法:当患者吸气时进针,呼气时退针、出针,为泻法;反之,当患者呼气时进针,吸气时出针,为补法。

(6)开阖补泻法　在出针时以按与不按针孔来区分补泻的针刺手法。出针后速按针孔者为补法;出针时摇大针孔,出针后不立即揉按针孔者为泻法。《素问·刺志论》曰:入实者,左手开针孔也;入虚者,左手闭针孔也。《针灸大成》也说:补,左手闭针穴,徐出针而疾按之;泻,右手开针穴,疾出针而徐按之。该书明确地指出开阖补泻的具体操作方法。

(7)平补平泻法　针刺入腧穴一定深度得气后,缓慢均匀地提插、捻转的针刺手法。主要用于虚实不明显的病证。

上述几种补泻手法可以单独使用,也可配合使用,特别是徐疾补泻、迎随补泻、呼吸补泻、开阖补泻一般很少单独运用,大多与其他补泻手法配合使用。

2. 复式补泻手法　复式补泻手法,是单式补泻手法的综合应用,也可以说是由单式补泻手法进一步组合而成的,即将操作形式完全不同,而其作用相同的手法结合在一起,来达到补泻目的的操作方法,常用的有烧山火、透天凉两种。

(1)烧山火法　是一种补虚生热,用于治疗虚寒证的手法。《金针赋》记载:烧山

Note

77

火,治顽麻冷痹,先浅后深,凡九阳而三进三退,慢提紧按,热至,紧闭插针,除寒之有准。这是由呼吸、徐疾、提插、开阖等单式手法组成的。此法以针下出现热感为标准,达到阴寒自除,起到补虚的作用。

将针刺腧穴的深度分天、人、地三部(即上、中、下三层)。操作时,先将针速刺入腧穴皮下,少停,先在天部重插轻提,反复 9 次,再少停,将针插入人部,如前法上下提插 9 次,少停,最后深刺至地部,再如前法提插 9 次,待行针完毕,将针一次提至皮下,此为一度,即三进一退。

在敏感的患者针下可有温热的感觉。若第一度行针完毕,患者无温热感,可如前法行第二度、第三度,如果三度之后仍无热感,可静留片刻,再继续按度数重做,直至产生热感为止,出针时揉闭针孔。本法适宜于顽麻冷痹一类虚寒证,如伤寒三阴证、阳痿、遗尿、阴挺、偏坠等。

(2) 透天凉法 是一种用于实热病证的凉泻手法。《金针赋》记载:透天凉,治肌热骨蒸,先深后浅,用六阴而三出三入,紧提慢按,徐徐举针,退热之可凭。它集呼吸、徐疾、提插、开阖等单式泻法而成。

将针刺腧穴的深度分天、人、地三部(即上、中、下三层)。操作时,先将毫针缓慢刺入腧穴皮下,少停,一次刺至地部,在得气后下轻插上重提 6 次,退针到人部,如前法下轻插上重提 6 次,再退到天部,如法操作 6 次,待行针完毕,将针一次插至地部,此为一度,即三退一进。

敏感的患者针下可有清凉的感觉。如第一度没有凉感,可如法连行三度。如仍不成功,停留片刻,反复依度施行,直到有凉感产生,出针时不闭孔穴。本法多用于实热性疾病,如中暑、高热、中风闭证等。

(七)留针和起针

1. 留针 留针是指毫针刺入腧穴得气后或施行补泻手法后,将针留置在腧穴内。留针是毫针刺法的一个重要环节,与针刺治疗效果有直接的关系。通过留针可以加强针感,延长针感,也有候气和调气的作用。针刺得气后是否留针,留针时间的长短,应视患者体质、病情、腧穴位置而定。一般病证可留 20~30 min,而慢性、顽固性、疼痛性、痉挛性疾病,可适当延长留针时间。某些急腹症、破伤风角弓反张者,必要时可留针数小时。而对老人、小儿及昏厥、休克、虚脱患者,不宜久留针。留针方法主要有以下两种。

(1) 静留针法 静留针是指将针刺入腧穴后安静地多留一些时间,以待气至的方法,即《素问·离合真邪论》"静以久留"之说。多用于对针感耐受性较差的慢性、虚弱性患者。此外,还可以用于虚证或寒证患者,即"寒则留之"之法。

(2) 动留针法 动留针是指将针刺入腧穴得气后留针,在留针过程中施用行针手法,也称间歇行针法。《针灸大成》说"病滞则久留针",动留针法能增强针刺感应,达到补虚泻实的目的。此外,对针后经气不至者,可边行针催气,边留针候气,直待气至。

是否留针医者必须重视:首先要排除不适于留针的患者,如不能合作的儿童、惧针者、初诊者、体质过于虚弱者;其次要排除不宜留针的部位,如眼区、喉部、胸部等;再次,要排除不宜留针的病情,如尿频、尿急、咳喘、腹泻等。对需要留针、可以留针者,在留针期间,应时刻注意患者的面色和表情,防止晕针等意外发生。

2. 起针　起针是在行针或留针达到针刺治疗目的后,将针拔出的操作手法,是整个针刺过程的最后一个操作程序。

出针时,一般左手持消毒干棉球按压在针孔周围皮肤上,右手将针轻轻捻转,慢慢提至皮下,然后将针快速提出,并用消毒干棉球按压针孔,防止出血。出针动作要求缓慢轻巧,正如古人所说:针出贵缓,急则多伤(《流注指微论》)。如果针孔出血时,用消毒干棉球按压片刻,其血可止。

若用徐疾、开阖补泻时,分别采取"疾出"或"徐出"以及"疾按针孔"或"摇大针孔"的方法出针。出针后,除特殊需要外,都要用消毒干棉球轻压针孔片刻,以防出血或针孔疼痛。

出针后应嘱患者休息片刻,不宜激烈运动,要仔细查看针孔是否出血,询问针刺部位有无不适感,检查核对针数有无遗漏,还应注意有无晕针延迟反应征象。同时必须保持针孔清洁,防止感染。

三、常见意外的处理和预防

针刺异常情况是指针刺过程中患者出现某种不应有的异常情况,如晕针、滞针、弯针、折针、针后异常感、损伤内脏和神经等。这些情况常常是可以避免的,应随时注意加以预防。一旦出现上述情况,应立即进行有效的处理,否则将会给患者造成不必要的痛苦,甚至危及生命。

(一)晕针

晕针是在针刺过程中患者发生的晕厥现象。

1. 原因　晕针多见于初受针刺治疗的患者精神紧张时,也可见于体质虚弱、劳累过度、饥饿,大汗、大泻、大失血后或体位不当,施术者手法过重,或诊室内空气闷热、过于寒冷、临时的恶性刺激等,而致针刺时或留针过程中患者脑部暂时缺血。

2. 表现　患者在针刺过程中,突然出现面色苍白、精神疲乏、头晕目眩、心慌气短、出冷汗、胸闷泛恶、脉象沉细。重者四肢厥冷,脉细弱而数或沉伏。甚至神志昏迷,猝然仆倒,唇甲青紫,大汗淋漓,二便失禁,脉细微欲绝。

3. 处理　立即停止针刺,退出全部已刺之针,扶患者平卧,头部放低,松解衣带,注意保暖。轻者静卧片刻,给饮温开水或糖水,即可恢复。重者,在行上述处理后,可指按或针刺急救穴,如水沟、素髎、内关、足三里、涌泉等,也可灸百会、关元、气海。若仍人事不省、呼吸细微、脉细弱,可配合其他治疗或采取现代急救措施。晕针缓解后,仍需适当休息方能离去。

4. 预防　主要根据晕针发生的原因加以预防。对初次接受针刺者,要做好解释工作,消除恐惧心理,对体质虚弱或年迈者应采取卧位,取穴宜少,手法宜轻。对过累、过饥、过饱的患者,应推迟针刺时间,待其体力恢复、进食后再进行针刺。注意室内空气流通,消除过热、过冷因素。医者要随时注意观察患者的神态变化,询问其感觉,以便尽早发现晕针先兆,及时处理。

(二)滞针

滞针是指在行针时或留针后医者感觉针下涩滞,捻转、提插、出针均感困难,而患

79

者则感觉剧痛的现象。

1．原因 患者精神紧张，或因病痛或当针刺入腧穴后，致使局部肌肉强烈痉挛；或行针手法不当，捻针朝一个方向角度过大，肌纤维缠绕于针体；或针后患者移动体位或留针时间过长，可引起滞针而使出针困难。

2．表现 针在体内，捻转、提插和出针均感滞涩、困难，若勉强捻转、提插，则患者痛不可忍。

3．处理 对患者精神紧张，或肌肉痉挛而引起的滞针，须耐心做好解释工作，消除紧张情绪，延长留针时间，或用手在邻近部位做循、摄、按等手法，以求松解，或在邻近部位再刺一针，或弹动针柄，以宣散气血、缓解痉挛；如因单向捻转过度，需向反方向捻转；如因患者体位移动，需恢复其原来体位，再将针取出。切忌强行硬拔。

4．预防 对初次接受针刺者和精神紧张者，做好针前解释工作，消除紧张情绪。同时针刺手法要轻巧，捻转角度不要太大，更不宜连续单向捻转。选择舒适体位，避免留针时移动体位。

（三）弯针

弯针是指针刺入腧穴后，针身在患者体内弯曲的现象。

1．原因 术者进针手法不熟练，用力过猛；或针下碰到坚硬物质；或患者在针刺过程中变动了体位；或针柄受到某种外力碰压；或滞针处理不当。

2．表现 针体弯曲，针柄改变了进针时的方向和角度，提插、捻转和出针滞涩而困难，患者感觉疼痛。

3．处理 出现弯针后，不要再行任何手法。弯曲度较小的，可按一般拔针法，将针慢慢拔出；针身弯曲度较大的，应顺着弯曲方向慢慢将针起出；体位移动所致的弯针，先帮助患者恢复原来的体位，局部肌肉放松后，再缓缓将针起出；针体弯曲不止一处者，须结合针柄扭转倾斜的方向逐次分段外引。切不可强拔猛抽，否则可引起折针、出血。

4．预防 术者手法要熟练，用力均匀，指力轻巧；患者体位适当，留针过程中不可移动体位；针刺部位和针柄要防止受外物碰压。如有滞针应及时正确处理。

（四）断针

断针又称折针，是指针体折断在患者体内的意外情况。

1．原因 针具质量差，针身或针根已有损坏剥蚀，针前失于检查；行针时强力提插、捻转，肌肉猛力收缩；针刺时将针身全部刺入腧穴内；留针时患者移动体位或外物碰撞针柄；或弯针、滞针未能及时正确处理；或使用电针时突然加大电流。

2．表现 针身折断，残断或尚露于皮肤之外，或全部没于皮肤之下。

3．处理 嘱患者保持原体位，切勿乱动，以防断针陷入深层。如断端显露，可用镊子夹住断端取出；若断端与皮肤相平，可用手指按压针孔两旁，使断端暴露体外，用镊子取出；若断端完全陷入肌肉中，应视其所在部位用适当的方法处理，如果在重要脏器附近或在肢体活动处，应在X线下定位，用手术取出。

4．预防 针前应仔细检查针具，对不符合要求者，要剔除不用。针刺手法要轻巧，针身不宜全部刺入。针刺入腧穴后，嘱患者不要随意变动体位。如有弯针、滞针应及时正确处理,不可强力硬拔。应用电针时应逐渐加大电流,切忌突然加大电流。

(五) 出血与血肿

出血是指出针后针刺部位出血;血肿是指针刺部位出现的皮下出血而引起肿痛的现象。

1. 原因　针尖弯曲带钩,使皮肉受损,或针刺时误伤血管,个别患者为凝血机能障碍。

2. 表现　出针后针刺部位发生出血;针刺部位出现肿胀疼痛,继则皮肤呈现青紫、结节等。

3. 处理　出血者,可用棉球按压较长的时间。若微量的皮下出血而引起局部小块青紫,一般不必处理,可自行消退。若局部肿胀疼痛较剧,青紫面积大而且影响活动功能时,可先做冷敷止血后,再做热敷,以促使局部瘀血消散吸收。

4. 预防　仔细检查针具,熟悉人体解剖部位,避开针刺血管。行针手法要匀称适当,避免手法过强,并嘱患者不可随意改变体位。出针时立即用消毒干棉球按压针孔。对男性患者,要注意排除血友病。

(六) 刺伤重要脏器

针刺引起内脏损伤是指针刺内脏周围腧穴过深,针具刺入内脏引起内脏损伤,出现各种症状的现象。

1. 原因　主要是术者缺乏解剖学和腧穴学知识,对腧穴和脏器的部位不熟悉,加之针刺过深,或提插幅度过大,刺入内脏而致内脏损伤。

2. 表现　刺伤肝、脾时,可引起内出血,患者可感到肝区或脾区疼痛,有的可向背部放射;如出血不止,腹腔内聚血过多,会出现腹痛、腹肌紧张,并有压痛及反跳痛等急腹症症状。刺伤心脏时,可出现心前区剧烈疼痛,高度气急,发绀,昏厥,甚至休克。如心功能受损,则见严重心律失常,心悸、胸闷,甚至心力衰竭。刺伤肾脏时,可出现腰痛,肾区叩击痛,呈血尿,严重时血压下降、休克。刺伤胆囊、膀胱、胃、肠等空腔脏器时,可引起局部疼痛、腹膜刺激征或急腹症症状。

3. 处理　症状轻者,卧床休息后一般即可自愈。损伤严重或出血明显者,应密切观察,注意病情变化,特别是要定时检测血压。对于休克、腹膜刺激征,应立即采取相应措施进行救治。

4. 预防　努力学好腧穴学和解剖学,掌握腧穴结构,明辨穴下的脏器组织。操作时,注意凡有脏器组织、大的血管、粗的神经处都应改变针刺方向,针刺胸腹、腰背部的腧穴时,应掌握好针刺的深度,行针幅度不宜过大。特别是对心脏扩大,或肝、脾肿大的患者尤其应该注意。

四、适应证和注意事项

(一) 适应证

1. 内科疾病　冠心病、高血压、支气管哮喘、糖尿病、甲状腺疾病、慢性阻塞性肺疾病、脑血管意外、颅脑损伤、周围性面瘫、面肌痉挛、三叉神经痛、神经性头痛、眩晕、失眠、痴呆、癫痫、帕金森综合征等。

2. 外科疾病 落枕、颈椎病、肩关节周围炎、网球肘、慢性腰肌劳损、第 3 腰椎横突综合征、腰椎间盘突出症、梨状肌损伤综合征、退行性骨关节病、脊髓损伤、颞颌关节功能紊乱综合征、跟痛症、带状疱疹后遗症、关节炎、急慢性扭挫伤、骨关节手术后功能康复等。

3. 儿科疾病 脑性瘫痪、儿童发育迟缓、儿童自闭症、遗尿、百日咳、小儿肌性斜颈、小儿麻痹后遗症等。

4. 其他 乳腺肿瘤术后康复、产后尿失禁、戒烟、戒毒、肥胖病等。

（二）注意事项

（1）患者在过于饥饿、疲劳及精神紧张时，不宜立即进行针刺治疗；对身体瘦弱、气血亏虚的患者，应取卧位，针刺手法不宜过重。

（2）在位于神经干或神经根部位的腧穴进行针刺时，如患者出现电击样放射感，应立即停针或退针少许，不宜再做大幅度反复捻转提插，以免损伤神经组织。

（3）在有瘢痕或感染部位禁止针刺；孕妇的下腹部和腰骶部禁止针刺。

（4）有凝血障碍者禁止针刺和放血；有肝脾肿大者腹部腧穴针刺不宜过深。

任务二 灸 法

灸法是指通过施灸材料刺激穴位激发脏腑经络功能，达到调整身体各脏腑组织器官功能的针灸治疗方法。其应用范围非常广泛，既可用于防病保健，又可用于治疗疾病。

一、灸法常识

（一）艾灸材料

施灸的材料以艾为主。艾属菊科多年生草本植物，味苦，微温，无毒。艾叶具有易燃烧、火力温和持久，制备简单、价廉物美、易于储藏备用、洗熏服用皆可的特点。

（二）灸法分类

灸法的种类很多，常用灸法如图 4-18 所示。

（三）灸法作用

1. 温经散寒 《素问·异法方宜论》记载：脏寒生满病，其治宜灸焫。可见灸法具有温经散寒的功能。临床上常用于治疗寒凝血滞、经络痹阻所引起的寒湿痹痛、痛经、经闭、胃脘痛、寒疝腹痛、泄泻、痢疾等。

2. 扶阳固脱 《扁鹊心书》记载：真气虚则人病，真气脱则人死，保命之法，灼艾第一。《伤寒杂病论·辨厥阴病脉证并治》云：下利，手足逆冷，无脉者，灸之。可见阳气下陷或欲脱之危证，皆可用灸法，以扶助虚脱之阳气。临床上多用于治疗脱证和中气不足、阳气下陷而引起的遗尿、脱肛、阴挺、崩漏、带下、久泻、痰饮等。

数字课件 4-2

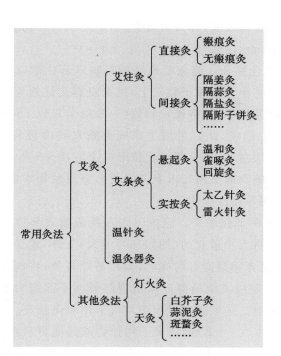

图 4-18　灸法分类

3. 消瘀散结　《灵枢·刺节真邪》记载：脉中之血,凝而留止,弗之火调,弗能取之。气为血帅,血随气行,气得温则行,气行则血亦行。灸能使气机通畅,营卫调和,故瘀结自散。所以临床常用于治疗气血凝滞之疾,如乳痈初起、瘰疬、瘿瘤等。

4. 防病保健　《诸病源候论·小儿杂病诸候》记载：河洛间土地多寒,儿喜病惊。其俗生儿三日,喜逆灸以防之,又灸以防噤。《备急千金要方·针灸上》云：凡人吴蜀地游宦,体上常须两三处灸之,勿令疮暂瘥,则瘴疠、温疟毒气不能着人也。《扁鹊心书·须识扶阳》说：人于无病时,常灸关元、气海、命门、中脘,虽未得长生,亦可保百年寿也。《医说·针灸》也说：若要安,三里莫要干。说明艾灸足三里有防病保健作用,今人称之为"保健灸",也就是说无病施灸,可以激发人体正气,增强抗病能力,使人精力充沛,长寿不衰。

二、操作方法

(一) 艾炷灸

艾炷灸是将纯净的艾绒,放在平板上,用手搓捏成大小不等的圆锥形艾炷,置于施灸部位点燃而治病的方法(图 4-19)。常用的艾炷或如麦粒,或如苍耳子,或如莲子,或如半截橄榄等。艾炷灸又分直接灸与间接灸两类。

1. 直接灸　将大小适宜的艾炷,直接放在皮肤上施灸的方法称为直接灸。古代常以阳燧映日所点燃的火来点燃艾炷,此火称为明火,以此火点艾炷施灸称为明灸。因把艾炷直接放在腧穴所在的皮肤表面点燃施灸,故又称为着肤灸、着肉灸。施灸时需将

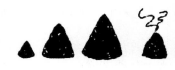

图 4-19　艾炷灸

Note

83

皮肤烧伤化脓,愈后留有瘢痕者,称为瘢痕灸;不使皮肤烧伤化脓,不留瘢痕者,称为无瘢痕灸。

（1）瘢痕灸　又名化脓灸。施灸时先将所灸腧穴部位涂以少量的大蒜汁,以增强黏附和刺激作用,然后将小艾炷置于腧穴上,用火点燃艾炷施灸。每壮艾炷必须燃尽,除去灰烬后,方可继续易炷再灸,待规定壮数（一般每个穴位7～9壮）灸完为止。施灸时艾火烧灼皮肤可产生剧痛,此时可用手在施灸腧穴周围轻轻拍打,借以缓解疼痛。在正常情况下,灸后1周左右,施灸部位化脓形成灸疮,5～6周,灸疮自行痊愈,结痂脱落后留下瘢痕。因此,施灸前必须征求患者同意后方可使用本法。化脓灸临床上常用于治疗哮喘、肺痨、瘰疬等慢性顽疾。

（2）无瘢痕灸　又称非化脓灸。施灸时先在所灸腧穴部位涂以少量的凡士林,以使艾炷便于黏附,然后将大小适宜的（约如苍耳子大）艾炷,置于腧穴上点燃施灸,当艾炷燃剩2/5或1/4而患者感到微有灼痛时,即可易炷再灸,将规定壮数（一般每个穴位3～7壮）灸完为止。一般应灸至局部皮肤出现红晕而不起疱为度。因其皮肤无灼伤,故灸后不化脓,不留瘢痕。一般虚寒性疾患均可采用非化脓灸。

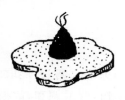

图4-20　间接灸

2. 间接灸　用药物或其他材料将艾炷与施灸腧穴部位的皮肤隔开进行施灸的方法称为间接灸或隔物灸（图4-20）。间接灸所用间隔药物或材料很多,如:以生姜间隔者,称隔姜灸;用大蒜间隔者,称隔蒜灸;用食盐间隔者,称隔盐灸;以附子饼间隔者,称隔附子饼灸。

（1）隔姜灸　将鲜姜切成直径2～3 cm、厚0.2～0.3 cm的薄片,中间用针刺数孔,然后将姜片置于应灸的腧穴部位或患处,再将艾炷放在姜片上点燃施灸。当艾炷燃尽时可易炷施灸。灸完所规定的壮数,以使皮肤红润而不起疱为度。隔姜灸有温胃止呕、散寒止痛的作用,临床上常用于因寒而致的呕吐、腹痛以及风寒痹痛等病证。

（2）隔蒜灸　用新鲜大蒜（最好用独头蒜）,切成厚0.2～0.3 cm的薄片,中间用针刺数孔（捣蒜如泥亦可）,置于应灸腧穴或患处,然后将艾炷放在蒜片上,点燃施灸。待艾炷燃尽,易炷再灸,直至灸完规定的壮数。此法有清热解毒、杀虫等作用,临床上多用于治疗瘰疬、肺痨及初起的肿疡等病证。

（3）隔盐灸　用干燥的食盐（以青盐为佳）填敷于脐部,或于盐上再置一薄姜片,上置大艾炷施灸。多用于治疗伤寒阴证或吐泻并作、中风脱证等,有回阳、救逆、固脱之力。但须连续施灸,不拘壮数,以期脉起、肢温、证候改善。

（4）隔附子饼灸　将附子研成粉末,用酒调和做成直径约3 cm、厚约0.8 cm的附子饼,中间用针刺数孔,放在应灸腧穴或患处,上面再放艾炷施灸,直至灸完所规定壮数为止。多用于治疗命门火衰而致的阳痿、早泄或疮疡久溃不敛等,有温补肾阳等作用。

（二）艾条灸

艾条灸即将艾绒制作成艾条进行施灸。艾条的制作方法是,取纯净细软的艾绒24 g,平铺在26 cm长、20 cm宽的细草纸上,将其卷成直径约1.5 cm的圆柱形的艾卷,要

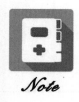
Note

求卷紧,外裹以质地柔软疏松而又坚韧的桑皮纸,用胶水或糨糊封口而成。也有在艾绒中掺入肉桂、干姜、丁香、独活、细辛、白芷、雄黄、苍术、没药、乳香、川椒各等分的细末,则成为药艾条。艾条灸可分为悬起灸和实按灸两种。

1. 悬起灸 施灸时将艾条悬放在距离穴位一定高度上进行熏烤,不使艾条点燃端直接接触皮肤,称为悬起灸。悬起灸根据实际操作方法不同,分为温和灸、雀啄灸和回旋灸。

(1)温和灸 将艾条的一端点燃,对准应灸的腧穴或患处,距皮肤 2~3 cm,使患者局部有温热感而无灼痛的灸法(图4-21)。一般每处灸 10~15 min,至皮肤出现红晕为度。对于昏厥、局部知觉迟钝的患者,医者可将食、中二指张开,置于施灸部位的两侧,这样可以通过医者手指的感觉来测知患者局部的受热程度,以便随时调节施灸的距离和防止烫伤。

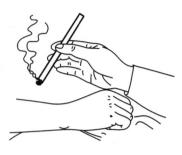

图4-21 温和灸

(2)雀啄灸 将艾条点燃的一端与施灸部位的皮肤并不固定在一定距离,而是像鸟雀啄食一样,一上一下地施灸(图4-22)。

(3)回旋灸 将艾条点燃的一端与施灸部位的皮肤保持一定的距离,但不固定,而是向左右移动或反复旋转施灸(图4-23)。

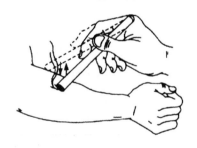

图4-22 雀啄灸

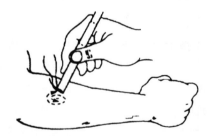

图4-23 回旋灸

2. 实按灸 将点燃的艾条隔布或隔棉纸数层实按在穴位上,使热气透入皮肉深部,火灭热减后重新点火按灸,称为实按灸。《寿域神方·卷三》曰:用纸实卷艾,以纸隔之,点穴于隔纸上,用力实按之,待腹内觉热,汗出,即差(瘥)。常用的实按灸有太乙针灸和雷火针灸。

(三)温针灸

温针灸是针刺与艾灸结合应用的一种方法(图4-24),适用于既需要留针又需要艾灸的病证。操作方法是,将针刺入腧穴,得气后并给予适当补泻手法而留针时,将纯净细软的艾绒捏在针尾上,或用艾条一段长约 2 cm 插在针柄上,点燃施灸。待艾绒或艾条烧完后除去灰烬,将针起出。此法是一种简便易行的针灸并用方法,值得推广。

(四)温灸器灸

用温灸器施灸的方法称温灸器灸(图4-25)。温灸器又名灸疗器,是一种专门用于施灸的器具。临床上常用的有温灸盒和温灸筒。施灸时,将艾绒,或加掺药物,装入温

Note

灸器的小筒,点燃后,将温灸器之盖扣好,即可置于腧穴或应灸部位,进行熨灸,直到所灸部位的皮肤红润为度。有调和气血、温中散寒的作用,一般需要灸治者均可采用,对小儿、妇女及畏惧灸治者最为适宜。

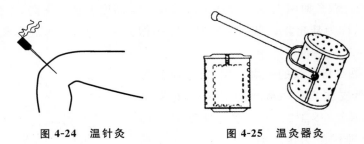

图 4-24　温针灸　　　　　图 4-25　温灸器灸

三、适应证和注意事项

(一) 适应证

(1) 外感风寒表证及中焦寒邪引起的呕吐、腹痛、泄泻等。

(2) 寒凝血滞、经络痹阻引起的病证,如风寒湿痹、痛经、经闭、寒疝腹痛等。

(3) 脾肾阳虚,元气暴脱之证,如久泻、久痢、阳痿、遗精、早泄、遗尿、虚脱、休克等。

(4) 气虚下陷、脏器下垂之证,如子宫下垂、脱肛、胃下垂、肾下垂等。

(二) 注意事项

1. 艾灸时间和疗程　灸法是一种温热刺激,必须达到一定的温热程度才能起效,因此艾灸时间和疗程要依病情而定。每燃烧 1 个艾炷称为 1 壮,临床上一般成年人,每穴灸 5~9 壮,小儿灸 3~5 壮,每次取 3~7 穴为宜。可根据患者病情和体质,灵活掌握。如用于外科灸阑尾炎或疔痈初发时,可在合谷、手三里、阑尾等穴,每次灸百壮左右,1 日灸 2~3 次,加速炎症消散。施灸时间长短,一般每天灸 1 次,可隔日或隔 2 日灸 1 次,连续灸治 1~3 个月,甚至半年或 1 年。

2. 腧穴施灸情况　一般是皮薄肉少处少灸,肌肉丰厚处可多灸。《医学入门》记载:针灸穴治大同,但头面诸阳之会,胸膈二火之地,不宜多灸,背腹阴虚有火者,亦不宜多灸,唯四肢穴位最妙,凡上体及当骨处,针入浅而灸宜少,下肢及肉厚处,针可入深,灸多无害。《医宗金鉴》记载:皮不痛者毒浅,灸至知痛为止;皮痛者毒深,灸至不知痛为度。这是针对外科灸疗痈疮毒而言的。更具体地说:凡灸诸病,必火足气到,始能求愈。然头与四肢皮肉浅薄,若并灸之,恐肌骨气血难堪,必分日灸之,或隔日灸之,其艾炷宜小,壮数宜少。有病必当灸巨阙、鸠尾二穴者,必不可过三五壮。背腰下皮肉深厚,艾炷宜大,壮数宜多,使火气到,始能去痼冷之疾也。

3. 施灸前的准备　做好解释工作,取得患者配合。施瘢痕灸时,必先征得患者同意。体位宜舒适平正,便于准确定穴,利于安放艾炷和施灸。

4. 施灸顺序　一般是先上后下,先阳后阴;先小后大,先少后多。

5. 灸法宜忌　阴虚阳亢、邪实内闭、热毒炽盛等证,应慎用灸法;颜面五官、大血管处、心脏、阴部、重要筋腱等部位不宜直接灸,孕妇小腹部、腰骶部不宜施灸;对于过饥、过饱、过劳、酒醉、情绪不稳定者,不宜立即施灸。

6. 灸后处理　施灸时注意安全,防止艾火脱落,烧损皮肤、衣物;灸疗中若发生晕厥要及时处理,方法同晕针;施灸后如果出水疱,小水疱不要擦破,任其自然吸收;大水疱用消毒针刺破后放出水液,涂甲紫药水;施灸后患者应忌大怒、大劳、大饥、大饱、感寒;灸疮化脓期间要注意休息,严防感染。

7. 施灸温度的调节　诊室注意通风,保持空气清新,减少烟雾;对于皮肤感觉迟钝者或小儿,用食指和中指置于施灸部位两侧,以感知施灸部位的温度,做到既不致烫伤皮肤,又能收到好的治疗效果。

任务三　拔　罐　法

一、罐的种类

1. 竹罐　用直径 3～5 cm 坚固无损的竹子,制成 6～8 cm 或 8～10 cm 长的竹管,一端留节作底,另一端作罐口,用刀刮去青皮及内膜,制成形如腰鼓的圆筒(图 4-26)。用砂纸磨光,使罐口光滑平正。竹罐的优点是取材较容易,经济易制,轻巧价廉,不易摔碎,适于煎煮。缺点是容易燥裂、漏气,吸附力不大。

2. 陶罐　用陶土烧制而成,有大有小,罐口光整,肚大而圆,口、底较小,其状如腰鼓(图 4-26)。优点是吸附力大,缺点是质地较重,易于摔碎、损坏并且不透明。

3. 玻璃罐　玻璃罐是在陶罐的基础上,改用玻璃加工而成,其形如球状,罐口平滑,分大、中、小三种型号,也可用广口罐头瓶代替。优点是质地透明,使用时

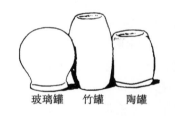

图 4-26　玻璃罐、竹罐、陶罐

可以观察所拔部位皮肤充血、瘀血程度,便于随时掌握情况。缺点是容易摔碎、损坏。

4. 抽气罐　用小药瓶,将瓶底切去磨平,切口须光滑,瓶口的橡胶塞须保留完整,以便于抽气时使用;也有用特制的橡胶皮囊排气罐,其规格大小不同;新型的抽气罐具有使用方便、吸着力强、安全、不易破碎等优点。

二、操作方法

(一) 吸拔方法

罐的吸附方法是指排出罐内的空气,使之产生负压而吸附在拔罐部位的方法,常用的有以下几种方法。

1. 火吸法　火吸法是利用火在罐内燃烧时产生的热力排出罐内空气,形成负压,使罐吸附在皮肤上的方法,具体有以下几种。

(1) 闪火法　用长纸条或用镊子夹酒精棉球一个,用火将纸条或酒精棉球点燃后,

Note

使火在罐内绕 1～2 圈后,将火迅速退出,随之将罐扣在应拔的部位,即可吸附在皮肤上(图 4-27)。此法在罐内无火,比较安全,是最常用的吸拔方法。但需注意切勿将罐口烧热,以免烫伤皮肤。

(2) 投火法　用 95% 酒精棉球或易燃物,点燃后投入罐内,迅速将罐扣在应拔部位(图 4-28)。此法由于罐内有燃烧物质,容易落下烫伤皮肤,故适宜于侧面横拔。

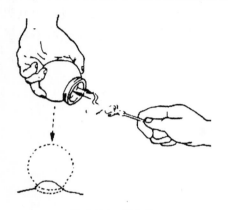
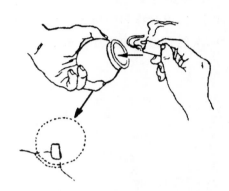

图 4-27　闪火法　　　　　　　　图 4-28　投火法

(3) 滴酒法　用 95% 酒精或白酒,滴入罐内 1～3 滴(切勿滴酒过多,以免拔罐时流出,烧伤皮肤),沿罐内壁摇匀,用火点燃后,迅速将罐扣在应拔的部位。

(4) 贴棉法　用大小适宜的酒精棉花一块,贴在罐内壁的下 1/3 处,用火将酒精棉花点燃后,迅速扣在应拔的部位。此法需注意棉花浸酒精不宜过多,否则燃烧的酒精滴下时,容易烫伤皮肤。

2. 水吸法　水吸法是利用沸水排出罐内空气,形成负压,使罐吸附在皮肤上的方法。此法一般选用竹罐。即选用 5～10 个完好无损竹罐,放在锅内,加水煮沸,然后用镊子将罐口朝下夹出,迅速用凉毛巾紧扣罐口,立即将罐扣在应拔部位,即能吸附在皮肤上。可根据病情需要在锅中放入适量的祛风活血药物,如羌活、独活、当归、红花、麻黄、艾叶、川椒、木瓜、川乌、草乌等(称药罐法)。

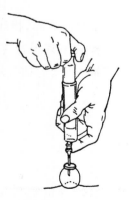

3. 抽气吸法　此法先将抽气罐的瓶底紧扣在穴位上,用注射器或抽气筒通过橡胶塞抽出罐内空气,使其产生负压,即能吸住(图 4-29)。

(二) 使用方法

临床拔罐时,可根据不同的病情,选用不同的拔罐法。常用的拔罐法有以下几种。

1. 留罐法　留罐法又称坐罐法,即将罐吸附在体表后,使罐子吸拔留置于施术部位 10～15 min 后起罐。此法是常用的一种方法,一般疾病均可应用,单罐、多罐皆可应用。

图 4-29　抽气吸法

2. 走罐法　走罐法亦称推罐法,即拔罐时先在所拔部位的皮肤或罐口上,涂一层凡士林等润滑剂,再将罐吸附在应拔部位(图 4-30)。然后,医者用右手握住罐子,向上下或左右需要拔的部位,往返推动,至所拔部位的皮肤红润、充血,甚至瘀血时,将罐起下。此法适宜于面积较大、肌肉丰厚部位,如脊背、腰臀、大腿等部位。

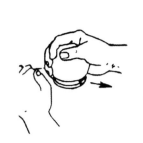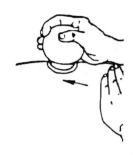

图 4-30　走罐法

3. 闪罐法　闪罐法即将罐拔住后,立即起罐,如此反复多次,直至皮肤潮红、充血,或瘀血为度。多用于局部皮肤麻木、疼痛或功能减退等疾病,尤其适用于不宜留罐的患者,如小儿、年轻女性的面部。

4. 刺血拔罐法　刺血拔罐法又称刺络拔罐法,即在应拔部位的皮肤消毒后,用三棱针点刺出血或用皮肤针叩打后,再将火罐吸拔于点刺的部位,使之出血,以加强治疗作用。一般刺血后拔罐留置 10～15 min,多用于治疗丹毒、扭伤、乳痈等。

5. 留针拔罐法　留针拔罐法简称针罐(图 4-31),即在针刺留针时,将罐拔在以针为中心的部位上,5～10 min,待皮肤红润、充血或瘀血时,起罐,然后将针起出。此法能起到针罐配合的作用。

6. 起罐法

(1) 火罐　一手握住罐体腰底部稍倾斜,另一手拇指或食指按压在罐口边缘的皮肤,使罐口与皮肤之间产生空隙,空气进入罐内,便可将罐取下(图 4-32)。

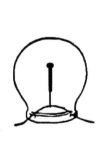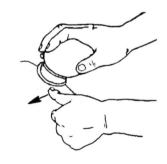

图 4-31　针罐　　　　　　　图 4-32　起罐法

(2) 抽气罐　提起抽气罐上方的塞帽使空气注入罐内,罐具即可脱落。也可用一般罐的起罐方法起罐。

(3) 水罐　若罐与吸拔部位呈水平面,可先将拔罐部位调整为侧面后再起罐,以防止罐内残液漏出。

三、适应证和注意事项

(一) 适应证

拔罐法具有通经活络、行气活血、消肿止痛、祛风散寒等作用。其适应范围较为广泛,一般多用于风寒湿痹、腰背肩臂腿痛、关节痛、软组织闪挫扭伤及伤风感冒、头痛、咳嗽、哮喘、胃脘痛、呕吐、腹痛、泄泻、痛经、中风等病证。

（二）注意事项

（1）拔罐后的处理　拔罐后局部呈红晕或紫色为正常现象，1～2天即可自行消退。出现烫伤或皮肤起水疱时，小的勿须处理，防止擦破，任其自行吸收；大水疱可用消毒针具刺破放出水液，涂以甲紫药水，敷上消毒纱布，以防感染。

（2）拔罐时要选择适当体位和肌肉丰满的部位。若体位不当、移动，骨骼凸凹不平，毛发较多，火罐容易脱落，均不宜拔罐。

（3）拔罐时要根据所拔部位的面积选择大小适宜的罐。若应拔的部位有皱纹，或火罐稍大，不易吸拔时，可作一薄面饼，置于所拔部位，以增加局部面积，即可拔住。操作时必须动作迅速，才能使罐拔紧、吸附有力。

（4）操作时必须动作迅速，准确，注意安全。不能灼伤或烫伤皮肤。使用多罐时，罐距不宜太近，以防互相牵拉产生疼痛或脱罐。刺络拔罐时，出血量不宜过多。

（5）皮肤有过敏、溃疡、水肿及心脏、大血管分布部位，不宜拔罐。高热抽搐者，以及孕妇的腹部、腰骶部位，亦不宜拔罐。

（6）血小板减少性紫癜、白血病、血友病等有出血倾向的疾病，传染性皮肤病，高热、抽搐等患者禁用拔罐法。

任务四　三棱针法

三棱针疗法是利用三棱针刺破皮肤浅表部或静脉，使之少量出血，达到防病治病目的的一种方法。又称放血疗法，古代称为"刺血络"疗法。本法具有开窍醒神、散热解毒、消肿活血的作用。

一、针具与持针

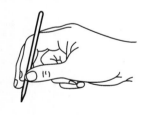

图 4-33　三棱针持针图

三棱针是尖端呈三角棱形，针体较粗成圆柱形，针长约为 6 cm 的用不锈钢制成的针具。持针时右手拇指、食指夹持住针柄，中指抵住针身下端，露出针尖 0.3～0.5 cm（图 4-33），以便控制针刺深浅程度，针刺时左手捏住指（趾）部，或夹持、舒张皮肤。

二、操作方法

首先在治疗盘内备好三棱针、镊子、75％酒精棉球、干棉球、弯盘 2 个（一个盛放污棉球，另一个盛放用过的三棱针），常规用 75％酒精消毒，针刺前针具、医生的手及治疗部位。

1. 点刺法　治疗时医生的左手挟持或扶持治疗部位，刺手正对放血处，迅速刺入皮肤一分深，并迅速退针，血液或淋巴组织液此时自动流出，若流出不畅，可在治疗部

数字课件 4-4

位周围轻轻挤按,帮助其流出。若对浅表静脉进行治疗时,先在治疗部位周围,沿静脉分布,上下推按,使局部充血,以便于治疗放血。

点刺法多适用于急救,如昏厥、中暑、中风闭证。可刺十宣、十二井等穴位;小儿疳积刺四缝;目赤、头痛刺太阳;呕吐刺金津、玉液;瘀血性腰痛取委中。刺时让患者弯腰趴在治疗床边沿,下肢伸直,医生站患者一边,迅速点刺穴位处静脉,使之出血。

2. 散刺法 散刺法是对病变局部周围点刺的一种方法(图 4-34)。根据病变部位大小不同,可刺 10 针以上,由病变外缘环形向中心点刺,以促使瘀血或水肿得以排除,达到祛瘀生新、通经活络的目的。本法较之点刺法,面积大且针刺多,多用于局部瘀血、血肿或水肿、顽癣等。

3. 刺络法 以橡皮管结扎于针刺部位上端,令局部静脉充盈,左手拇指按压于被刺部位(到此为下端),局部消毒后,右手持三棱针对准被刺部位的静脉,迅速刺入 2～3 mm,即将针迅速退出,使血液流出,亦可轻按静脉上端,以助瘀血排出(图 4-35)。此法多用于曲泽、委中等穴位,治疗急性吐泻、中暑、发热等。

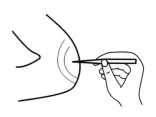 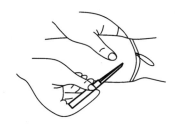

图 4-34　散刺法　　　　　　　图 4-35　刺络法

4. 挑刺法 针具迅速刺入皮肤半分,随即针身倾斜挑破皮肤,使之少量出血。挑刺治疗小儿麻痹时,所用针具要比一般三棱针略长些(约 7 cm),针尖不可太锐,状如钉尖样为好,治疗时刺手拇指、食指、中指、无名指持针,挑刺时用腕关节左右摆动的力带动手指运动挑刺,挑刺时,皮肤有轻微疼痛感。此法适宜胸、背、耳后部静脉放血以及在四肢沿经络循行部位需多处治疗者。

三、适应证和注意事项

(一) 适应证

各种实证、热证、瘀血、疼痛等证,还可治疗某些急症和慢性病,如昏厥、久痹、头痛、丹毒、指(趾)麻木等。

(二) 注意事项

(1)操作前要做好患者思想工作,消除患者心理顾虑,让患者尽量放松。

(2)操作时多用速刺,但不宜过深,出血量也不宜太多,凡治疗部位均要严格消毒,防止感染。

(3)出血量:三棱针刺络放血疗效的好坏,与出血量的多少有密切关系,而出血量的多少与患者体质、放血部位、病情有关,一般临床上根据病证情况选择适宜的出血量。

①微量　出血量在 10 滴及以下(1.0 mL 及以下),包括局部充血,渗血以及《内

经》中所载"出血如大豆""见血而止"及"微出血"等情况。微量放血主要用于较大面积浅表疾患如神经性皮炎,下肢慢性溃疡,银屑病,白癜风,末梢神经炎,顽癣以及慢性软组织劳损,头痛,不寐等,常使用皮肤针散刺。

②少量　出血量一般在 20 滴左右(1.1～5.0 mL),少量血主要用于头面以及四肢指(趾)部穴位的一些急性、热性病如感冒,急性结膜炎,急性咽炎,急性扁桃体炎,疟疾等。常使用三棱针速刺法。

③中等量　中等量出血是指放血量在 5.1～10 mL 之间。主要用于一些外科感染性疾患以及部分急症,如疔、疖、痈疽、乳腺炎,以及急性软组织扭伤、中暑、各种痛证、精神系统疾病等。常在四肢部用三棱针点刺法。

④大量　出血量超过 15 mL。这种方法多用于一些慢性全身性疾病和部分急证实证,如中风后遗症、脑震荡后遗症、真性红细胞增多症、癫狂等。放血时可以用三棱针缓刺加罐或用注射器抽吸。

(4)患者过饥、过饱、酒醉、大汗、惊恐、疲乏时不宜使用。

(5)在邻近重要内脏的部位,切忌深刺;动脉血管和较大的静脉血管,禁刺。

(6)妊娠期、白血病、血友病、血小板减少症禁刺;血虚或阴液亏损患者禁刺。

(7)一般每日或隔日 1 次,1～3 次为 1 个疗程;每次出血量以数滴或 3～5 mL 为宜。出血较多时,每周 2 次。

数字课件 4-5

任务五　皮 肤 针 法

皮肤针法是以多支短针浅刺人体一定部位以防治疾病的一种针刺方法。它是我国古代"半刺""浮刺""毛刺"等针法的发展。《灵枢·官针》说:半刺者,浅内而疾发针,无针伤肉,如拔毛状。浮刺者,傍入而浮之,以治肌急而寒者也。毛刺者,刺浮痹皮肤也。皮肤针法具有疏通经络、调和气血、平衡阴阳的作用,可促使机体恢复正常,从而达到防治疾病的目的。

一、皮肤针常识

(一) 针具

皮肤针是针头呈小锤形的一种针具。针柄有软柄和硬柄两种,软柄一般用牛角制成,富有弹性;硬柄一般用硬塑料或不锈钢制成。针柄长 15～19 cm,一端附有莲蓬状的针盘,下边散嵌着不锈钢短针。根据所用针数的不同,又分别称为梅花针(5 支针)、七星针(7 支针)、罗汉针(18 支针)等。针尖不宜太锐,应呈松针形。针柄须坚固且有弹性,全束针尖应平齐,防止偏斜、钩曲、锈蚀和缺损。针具的检查,可用干脱脂棉轻沾针尖,如果针尖有钩或有缺损时则棉絮易被带动。

(二) 持针方法

1. 硬柄皮肤针　用拇指和中指夹持针柄两侧,食指置于针柄中段的上面,无名指

Note

和小指将针柄末端固定在大小鱼际间。

2. 软柄皮肤针　将针柄末端置于掌心,拇指在上,食指在下,其余三指呈握拳状固定针柄末端于掌心。

二、操作方法

1. 消毒　针具在使用前应注意消毒,一般以高温灭菌或用 75％乙醇浸泡 30 min。

2. 叩刺方法　施术部位常规消毒后,针尖对准施术部位,运用腕部的弹力,将针尖垂直叩击在皮肤上,然后立即弹起,如此反复叩击。叩刺时速度要均匀,防止快慢不一、用力不匀等。针尖起落要呈垂直方向,即将针垂直地叩下,垂直地提起,不可斜刺、拖刺、压刺。

3. 刺激强度　根据患者的病情、体质、年龄和叩刺部位不同,分为轻刺激、重刺激和中等刺激三种刺激强度。

(1)轻刺激　所用腕力较小,针尖接触皮肤的时间短,以局部皮肤潮红为度,但患者无疼痛感。适用于年老、体弱、小孩、虚证患者和头面等肌肉浅薄部位。

(2)重刺激　所用腕力稍大,针尖接触皮肤的时间稍长,以局部皮肤出血为度,患者有明显的疼痛感。适用于年轻、体强、实证患者和肩臀等肌肉丰厚处。

(3)中等刺激　用力介于轻、重刺激之间,以皮肤潮红但无渗血为度,患者稍微有疼痛感。适用于多数患者,除头面五官等肌肉浅薄处外,其他部位均可用。

4. 叩刺部位

(1)循经叩刺　指取与疾病相关的经脉,沿其循行路线叩刺。主要用于督脉、膀胱经在项背部、腰骶部的循行部位,其次是四肢肘、膝以下的三阴、三阳经循行部位。

(2)穴位叩刺　指取与疾病相关的穴位叩刺。临床上应用较广。

(3)局部叩刺　指取病变局部叩刺。主要用于顽癣、局部扭伤、头面五官疾病、关节疾病等。

三、适应证和注意事项

(一) 适应证

临床上主要用于头痛、偏头痛、失眠、脑瘫、口眼歪斜、斑秃、痿证、胃脘痛、呕吐、腹痛、阳痿、眩晕、痛经、小儿惊风、目疾、胸痛、胁痛、腰扭伤、肌肤麻木等。

(二) 注意事项

(1)注意检查针具,当发现针尖有钩毛或缺损、针尖参差不齐时,须及时修理或更换。

(2)针具及针刺局部皮肤均应消毒。重叩后,局部皮肤出血须用消毒干棉球将局部擦净,保持针刺局部清洁,以防感染。

(3)叩刺时运用腕部之力,用力均匀,动作要轻巧,针尖起落呈垂直方向,不可偏斜,以减少疼痛。

(4)局部皮肤有创伤及溃疡、瘢痕形成,以及伴急性传染病和急腹症等,不宜使用本法治疗。

Note

（5）施术后的处理。叩刺后局部皮肤可出现潮红、轻微红肿、微痒、烧灼感、色素沉着等情况，均为正常刺激作用，不需特殊处理，但应注意保持局部干燥，不要搓、抓，也不要使用洗浴用品及涂抹其他止痒药品，防止对局部皮肤的进一步刺激。叩刺后皮肤如有出血，需用消毒干棉球擦拭干净，保持清洁，以防感染。

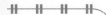

数字课件 4-6

任务六　穴位敷贴法

穴位敷贴法是指选用某些带有刺激性的药物，在相关穴位上敷贴，通过药物和穴位的共同作用，以治疗疾病的一种方法。由于带有刺激性的药物，经捣烂或研末，敷贴于穴位以后，可以引起局部发疱化脓而形成"灸疮"，故又称为"天灸"、"自灸"或"发疱疗法"，临床上常根据敷贴部位的不同而命名。如贴敷神阙叫敷脐疗法或脐疗，贴敷涌泉叫足心疗法或脚心疗法、涌泉疗法等。本疗法既有穴位的刺激作用，又有药物的药理作用，同时还可避免药物对胃肠的刺激所产生的不良反应。因此，穴位敷贴法具有简便、效显、经济、安全、副作用小、适应证广等优点，为中医的外治法开拓了广阔的前景。

一、常用剂型

1. 丸剂　将药物研细末，以水或蜂蜜或药汁等调制成大小不一的药丸，储存备用。

2. 散剂　将药物研细末，以药末填脐用于脐疗。

3. 糊剂　将药物研细末，以水、酒、醋、蛋清、姜汁等调成糊状，摊敷穴位，再以敷料固定。

4. 膏剂　将药物研细末制成外贴膏药或软膏。

5. 饼剂　将药物研细末，以水调制成大小不一的药饼，敷贴患部或相关的穴位，外用敷料固定。也可将某些新鲜的药物的根茎、茎叶捣碎制成药饼，烘热后敷贴穴位。

二、操作方法

1. 贴法　贴法是指用膏药胶布直接贴压于穴区，亦包括将丸剂用胶布粘贴于所选处。贴法较常用，操作简便，多可令患者及其家属自己进行。贴法保持时间较长，可两天换贴一次。

2. 敷法　敷法是指将生药剂或糊剂，直接敷在穴位上，其范围可大于穴区，其上覆盖塑料薄膜，并以纱布固定，每次敷药时间根据患者病情和所用药物而定。一般来说，在所敷药物干燥后换敷较好。

3. 填法　填法是指将药膏或者药粉填于脐中，填药量据病证、年龄及药物而定，填药一般隔日或隔 2 日一次。本法仅用于神阙穴。

4. 熨贴法　有两法：一为用治疗药物切粗末炒热布包，乘热外贴穴位；二是在敷贴的同时，予以加热。此法将药物作用和温热作用结合在一起。

Note

三、适应证和注意事项

（一）适应证

本法适应范围相当广泛，不仅能够治疗某些慢性病证，而且还能治疗一些急性病证。如急慢性支气管炎、支气管哮喘、风湿性关节炎、三叉神经痛、面神经麻痹、神经衰弱、胃肠神经官能症、腹泻、遗精、阳痿、月经不调、痛经、牙痛等。同时还可用于防病保健。

（二）注意事项

（1）施术后的处理。贴敷后局部皮肤可出现潮红、轻微红肿、小水疱、微痒、烧灼感、色素沉着等情况，均为药物正常刺激作用，不需特殊处理，但应注意保持局部干燥，不要搓、抓，也不要使用洗浴用品及涂抹其他止痒药品，防止对局部皮肤的进一步刺激。若出现以下异常情况，应及时进行处理。

① 贴敷药物后，局部出现热、凉、麻、痒或轻度疼痛属于正常现象，如贴敷处有烧灼或针刺样剧痛，难以忍受时，可提前揭去药物，及时终止贴敷。

② 皮肤过敏可外涂抗过敏药膏，对范围较大、程度较重的皮肤红斑、水疱、瘙痒，应立即停药，进行对症处理。出现全身性皮肤过敏症状者，应及时到医院就诊处理。

③ 皮肤出现小水疱，可表面涂以甲紫（龙胆紫）溶液，任其自然吸收。水疱较大者，可先用消毒针从水疱下端挑破，排尽疱液，或用一次性注射器抽出疱液，然后涂以龙胆紫溶液收敛，破溃水疱处也可涂以消炎软膏，外用消毒敷料包扎，以防感染。如果水疱体积巨大，或水疱中有脓性分泌物，或出现皮肤破溃、露出皮下组织、出血等现象，应到专业医院对症治疗。

④ 贴敷时间多依据选用的药物、体质情况而定，以贴敷者可以耐受为度。对于老年、儿童、体质偏虚者可以适当缩短。出现皮肤过敏，难以耐受的瘙痒、疼痛感觉者应立即终止贴敷。

（2）贴敷期间禁食生冷、海鲜、辛辣刺激性食物。

（3）凡用溶剂调敷药物，需现用现配，以防蒸发。而且要调配好药物的干湿度，过干、过稀均不易贴稳。

（4）选用膏药敷贴，应掌握好温化膏药的温度，以防烫伤或贴不住。

（5）对胶布过敏者，可改用绷带固定。

（6）刺激性强、毒性大的药物，敷贴时选穴不宜过多、面积不宜过大、时间不宜过长，以防发疱过大或发生药物中毒。

（7）久病体弱以及有严重心脏病、肝脏病者，敷贴的药量不宜过大，时间不宜过长，而且在贴药期间要注意病情变化和有无不良反应。

（8）妇女和幼儿要避免敷贴刺激性强、毒性大的药物。

（9）残留在皮肤上的药膏，不能用汽油或肥皂等刺激性物品擦洗。

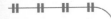

任务七　电　针　法

电针法是将针刺入腧穴得气后,在针具上连接以接近人体生物电的微量电流,利用针和电的双重刺激,以防治疾病的一种方法。其优点是节省人力,能较长时间地持续行针,并能有效地控制刺激量。电针具有调整人体生理功能,止痛、镇静、促进气血循环、调整肌张力等作用。

一、电针常识

(一) 电针机

电针机的种类很多,主要有交、直流可调电针机,脉动感应电针机,音频振荡电针机、晶体管电针机等。目前用的是半导体电针仪器,交、直流电两用,不受电源限制,且具有省电、安全、体积小、携带方便、耐震、无噪音、易调节、性能稳定、刺激量大等特点。电针机采用振荡发生器,输出接近人体生物电的低频脉冲电流,既可做电针,又可用点状电极或板状电极直接放在穴位或患处进行治疗,在临床上应用广泛。

(二) 基本波形

一般电针机输出的基本波形是交流脉冲,称为双向尖脉冲。常见的调制脉冲波形为疏密波、断续波,不受调制的基本脉冲波称为连续波。

1. 疏密波　疏波、密波自动交替出现的一种波形(图 4-36)。疏、密交替持续的时间各约 1.5 s,能克服单一波形易产生适应的缺点。动力作用较大,治疗时兴奋效应占优势。具有增加代谢、促进气血循环、改善组织营养、消除炎性水肿的作用。常用于止血、扭挫伤、关节周围炎、气血运动障碍、坐骨神经痛、面瘫、肌无力、局部冻伤等。

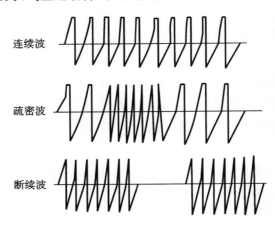

连续波

疏密波

断续波

图 4-36　基本波形

2. 断续波　断续波是有节律地时断、时续出现的一种波形(图 4-36)。断时,在 1.5 s 时间内无脉冲电输出;续时,连续工作 1.5 s。断续波,机体不易产生适应,其动力作用颇强,能提高肌肉组织的兴奋性,对横纹肌有良好的刺激收缩作用。常用于治疗痿证、瘫痪等。

3. 连续波 连续波亦称可调波，是单个脉冲采用不同的方式组合而成的（图4-36）。频率在每分钟几十次至每秒钟几百次之间。频率快的称密波（或称高频连续波），一般在每秒 50～100 次；频率慢的称疏波（或称低频连续波），一般是每秒 2～5次。可用频率旋钮进行选择。高频连续波易产生抑制反应，常用于止痛、镇静、缓解肌肉和血管痉挛等。低频连续波，兴奋作用较为明显，刺激作用强，常用于痿证和各种肌肉关节、韧带、肌腱损伤的治疗。

二、操作方法

（一）选择腧穴

电针选择腧穴的原则遵循针灸处方。一般是选择 1～3 个主穴，配用相应的辅助穴位，多选同侧肢体的 2～6 个穴位为宜。

（二）调节电流

针刺入穴位有得气感应后，将输出电位器调至"0"位，负极接主穴，正极接配穴，也有不分正负极的，将两根导线任意接在两个针柄上，然后打开电源开关，选好波型，慢慢调高至所需输出电流量。通电时间一般在 5～20 min，如感觉弱时，可适当加大输出电流量，或暂时断电 1～2 min 后再通电。当达到预定时间后，先将输出电位器退出"0"位，然后关闭电源开关，取下导线，按毫针起针方法将针取出。

（三）刺激强度

电针的刺激强度因人而异，原则上以患者能耐受为宜。当电流强度增加到一定强度，患者出现麻木或尖锐刺感的电流强度称为"感觉阈"；电流强度再稍增加，患者就会突然产生刺痛感觉的电流强度称为"痛阈"。一般病证的最适宜刺激强度在感觉阈和痛阈之间，超过痛阈的电流强度，患者不易接受。

三、适应范围和注意事项

（一）适应范围

电针的适应范围基本和毫针相同，尤其是对痹证、痿证、瘫痪、癫狂、痛证，肌肉、韧带、关节的损伤性疾病，以及心、胃、肠、胆、膀胱、子宫等器官的功能失调等治疗效果较好，还可用于针刺麻醉。

（二）注意事项

（1）电针刺激量较大，需要防止晕针；体质虚弱、精神过敏者，电流不宜过大；调节电流时，不可突然增强，以防止引起肌肉强烈收缩，造成弯针或折针；电针机最大输出血压在 40 V 以上者，最大输出电流应限制在 1 mA 以内，防止触电。

（2）毫针的针柄如经过温针火烧之后，表面氧化不导电，不宜使用。若使用，输出导线应夹持针体。

（3）心脏病患者，应避免电流回路通过心脏；安装了心脏起搏器者，应禁止应用电针；在接近延髓、脊髓部位使用电针时，电流量宜小，切勿通电太强，以免发生意外；孕

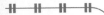

数字课件 4-8

妇亦当慎用电针。

（4）电针仪器在使用前须检查性能是否完好，如电流输出时断时续，须注意导线接触是否良好，检查修理后再用；干电池使用一段时间如输出电流微弱，须更换新电池。

任务八　头　针　法

头针是指在头皮特定部位针刺的一种方法，又称头皮针。头针进针的特定部位不是点和面，而是若干条直线，共有 4 个区 14 条线。

一、标准线定位及主治

（一）额区

1. 额中线

【部位】　在头前部，从督脉神庭穴向前引一条长 1 寸的直线（图 4-37）。

【主治】　神志病和鼻病等。

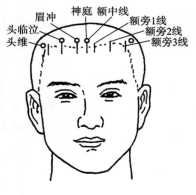

图 4-37　额区

2. 额旁 1 线

【部位】　在头前部，从膀胱经眉冲穴向前引一条长 1 寸的线（图 4-37）。

【主治】　胸部疾病和鼻病等。

3. 额旁 2 线

【部位】　在头前部，从胆经头临泣穴向前引一条长 1 寸的线（图 4-37）。

【主治】　腹部疾病和眼病。

4. 额旁 3 线

【部位】　在头前部，从胃经头维穴内侧 0.75 寸处起向前引一条长 1 寸的线（图 4-37）。

【主治】　功能性子宫出血、阳痿、早泄、子宫脱垂和眼病等。

（二）顶区

5. 顶中线

【部位】　当头顶部，从督脉的前顶穴向百会穴引一条长 1.5 寸的线（图 4-38）。

【主治】　腰、腿、足的瘫痪、麻木和疼痛等病证。

6. 顶颞前斜线

【部位】　在头顶部、头侧部，从头部经外奇穴的前神聪与胆经的悬厘穴之间的连线（图 4-39）。

【主治】　由上至下，分别主治下肢、上肢及面部的瘫痪。

7. 顶颞后斜线

【部位】　在头顶部、头侧部，顶颞前斜线之后 1 寸，与其平行的线。督脉的百会

Note

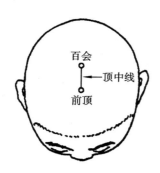

图 4-38　顶区(1)

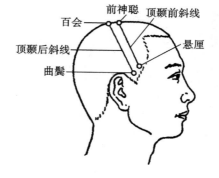

图 4-39　顶区(2)

穴,与颞部胆经曲鬓穴之间的连线(图 4-39)。

【主治】　由上至下,分别主治下肢、上肢及头面部感觉异常。

8.顶旁 1 线

【部位】　在头顶部,督脉旁开 1.5 寸,从膀胱经的通天穴向后引一条长 1.5 寸的线(图 4-40)。

【主治】　腰腿的瘫痪、麻木和疼痛等病证。

9.顶旁 2 线

【部位】　在头顶部,督脉旁开 2.25 寸处,从胆经的正营穴向后引一条 1.5 寸的线到承灵穴(图 4-40)。

【主治】　肩、臂、手的瘫痪、麻木和疼痛等病证。

(三)颞区

10.颞前线

【部位】　在颞部鬓角内,属足少阳胆经、手少阳三焦经,自颔厌穴向下,沿皮刺向悬厘穴(图 4-40)。

【主治】　头面颈部病证,如瘫痪、麻木、疼痛、失语、齿病和眼病等。

11.颞后线

【部位】　在颞部耳上方,属足少阳胆经。自率谷穴向前下方,沿皮刺向曲鬓穴(图 4-40)。

【主治】　颈项病、耳病和眩晕等。

(四)枕区

12.枕上正中线

【部位】　在后头部,即督脉强间穴至脑户穴之间的一条长 1.5 寸的线(图 4-41)。

【主治】　眼病等。

13.枕上旁线

【部位】　在后头部,由枕外粗隆督脉脑户穴旁开 0.5 寸起,向上引一条长 1.5 寸的线(图 4-41)。

【主治】　皮层性视力障碍、白内障和近视眼等病。

14.枕下旁线

【部位】　在后头部,从膀胱经玉枕穴向下引一条长 2 寸的线(图 4-41)。

Note

99

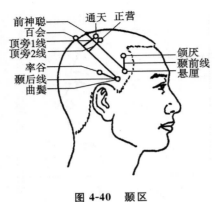

图 4-40　颞区

图 4-41　枕区

【主治】 动作失衡等小脑病证。

二、操作前准备

1. 针具 一般选用粗细规格为 28～30 号,长度为 1.5～2 寸的毫针。

2. 体位 根据患者病情、治疗要求和施术部位可分别取站位、坐位或卧位。治疗急性腰扭伤时,可取站位,在针刺顶中线的同时,令患者活动腰部;而治疗偏瘫时,既可取坐位,也可取卧位。

三、操作方法

(一) 进针和行针

1. 进针 选定刺激部位,局部常规消毒,针尖与头皮成 15°～30° 夹角,快速将针刺入头皮下,当针尖抵达帽状腱膜下层时,指下感到阻力减小,然后使针与头皮平行,沿头穴线刺入适当的深度(图 4-42)。若进针角度不当,使针尖抵达颅骨或仅达皮下层,患者有痛感且医者手下有抵抗感,此时应改变进针角度,重新刺入。

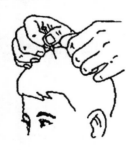

图 4-42　头针进针

2. 行针

(1)快速捻转法 当针刺入帽状腱膜下层时,施以快速连续的捻转,捻针速度每分钟在 200 次左右,每次连续捻转 2～3 min。

(2)抽添法 根据汪机《针灸问对》抽添法演化而成,分为抽提法和进插法两种。抽提法的操作,当针体进入帽状腱膜下层时,将针体平卧,用右手拇、食指紧捏针柄,左手按压进针点处以固定头皮,用爆发力将针迅速向外连续抽提 3 次,然后再缓慢地向内退回原处(插至 1 寸处),以紧提慢插为主,是为泻法;进插法的操作,当针体进入帽状腱膜下层时,将针体平卧,右手拇、食指紧捏针柄,左手按压进针点以固定头皮,用爆发力将针迅速向内连续进插 3 次,然后再缓慢地向外退回原处(提至 1 寸处),以紧插慢提为主,是为补法。

此外,头针法也可用电针机在主要穴区通电,以代替手法捻针。一般可选用疏密波或断续波,刺激强度应根据患者的反应而定。

（二）留针和起针

1. 留针　留针 20～30 min，留针期间，每 5 min 捻针 1 次。某些疾病如偏瘫，可在留针时主动或被动地活动患肢，以提高疗效。对于某些疼痛性疾病，可适当延长留针时间。

2. 起针　如针下无沉紧感，可快速拔出毫针；也可缓缓出针，起针后必须用消毒干棉球按压针孔片刻，以防止出血。

四、适应证和注意事项

1. 适应证　头针法主要用于治疗脑源性疾病，如脑血管意外后遗症、皮层性视力障碍、小脑性平衡障碍、皮层性多尿和遗尿、帕金森病、舞蹈病、腰腿病、神经痛、耳源性眩晕耳鸣和听力障碍，哮喘、呃逆、胃脘痛、子宫脱垂等。头针法还可用于外科手术的针刺麻醉。

2. 注意事项

（1）针刺部位应严格消毒。

（2）治疗期间，应随时观察患者的表情变化，及时询问患者的感觉，以防晕针。

（3）头皮血管丰富，容易出血。出血较多者，应适当延长按压针孔的时间。若出现皮下血肿，可轻轻揉按，促使其消散。

（4）出针后，应清点针数，防止遗漏。

（5）高热、心力衰竭、病情危重以及婴幼儿囟门未完全闭合者，不宜采用头针法；血压过高时，应待其稳定后方可行头针治疗。

任务九　耳　针　法

耳针是指使用一定的方法刺激耳穴以防治疾病的一类方法。耳穴以区域分布为特点，人体五脏六腑、四肢百骸、五官九窍在耳部均有相应的分布区域。

一、耳廓表面解剖（图 4-43）

（一）耳廓正面

耳垂　耳廓下部无软骨的部分。

耳垂前沟　耳垂与面部之间的浅沟。

耳轮　耳廓卷曲的游离部分。

耳轮脚　耳轮深入耳甲的部分。

耳轮脚棘　耳轮脚和耳轮之间的软骨隆起。

耳轮脚切迹　耳轮脚棘前方的凹陷处。

耳轮结节　耳轮后上部的膨大部分。

耳轮尾　耳轮前下移行于耳垂的部分。

数字课件 4-9

Note

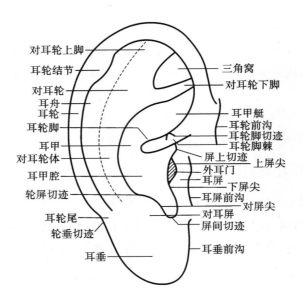

图 4-43 耳廓表面解剖示意图

轮垂切迹 耳轮和耳垂后缘之间的凹陷处。

耳轮前沟 耳轮与面部之间的浅沟。

对耳轮 与耳轮相对呈"丫"字形的隆起部,由对耳轮体、对耳轮上脚和对耳轮下脚三部分组成。

对耳轮体 对耳轮下部呈上下走向的主体部分。

对耳轮上脚 对耳轮向上分支的部分。

对耳轮下脚 对耳轮向前分支的部分。

轮屏切迹 对耳轮与对耳屏之间的凹陷处。

耳舟 耳轮与对耳轮之间的凹沟。

三角窝 对耳轮上、下脚与相应耳轮之间的三角形凹窝。

耳甲 部分耳轮和对耳轮、对耳屏、耳屏及外耳门之间的凹窝。由耳甲艇、耳甲腔两部分组成。

耳甲艇 耳轮脚以上的耳甲部。

耳甲腔 耳轮脚以下的耳甲部。

耳屏 耳廓前方呈瓣状的隆起部。

屏上切迹 耳屏与耳轮之间的凹陷处。

上屏尖 耳屏游离缘上隆起部。

下屏尖 耳屏游离缘下隆起部。

耳屏前沟 耳屏与面部之间的浅沟。

对耳屏 耳垂上方,与耳屏相对的瓣状隆起。

屏间切迹 耳屏和对耳屏之间的凹陷处。

外耳门 耳甲腔前方的孔窍。

（二）耳廓背面

耳轮背面 耳轮背部的平坦部分。

耳轮尾背面　耳轮尾背部的平坦部分。

耳垂背面　耳垂背部的平坦部分。

耳舟隆起　耳舟在耳背呈现的隆起。

三角窝隆起　三角窝在耳背呈现的隆起。

耳甲艇隆起　耳甲艇在耳背呈现的隆起。

耳甲腔隆起　耳甲腔在耳背呈现的隆起。

对耳轮上脚沟　对耳轮上脚在耳背呈现的凹沟。

对耳轮下脚沟　对耳轮下脚在耳背呈现的凹沟。

对耳轮沟　对耳轮体在耳背呈现的凹沟。

耳轮脚沟　耳轮脚在耳背呈现的凹沟。

对耳屏沟　对耳屏在耳背呈现的凹沟。

二、耳穴名称及定位与主治

（一）耳穴分布规律

耳穴在耳廓上的分布有一定的规律：与头面相应的穴位分布在对耳屏与耳垂；与上肢相应的穴位分布在耳舟；与躯干和下肢相应的穴位在对耳轮体和对耳轮上、下脚；与腹腔相应的穴位多集中在耳甲艇；与胸腔相应的耳穴分布在耳甲腔；与消化道相应的穴位多在耳轮脚周围（图4-44）。

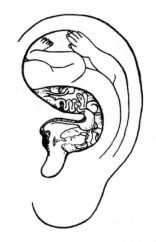

图4-44　耳穴分布规律示意图

（二）标准耳廓分区（图4-45）

1. 耳轮分区　将耳轮分为12区。耳轮脚为耳轮1区。耳轮脚切迹到对耳轮下脚上缘之间的耳轮分为3等份，自下而上依次为耳轮2区、3区、4区；对耳轮下脚上缘到对耳轮上脚前缘之间的耳轮为耳轮5区；对耳轮上脚前缘到耳尖之间的耳轮为耳轮6区；耳尖到耳轮结节上缘为耳轮7区；耳轮结节上缘到耳轮结节下缘为耳轮8区。耳轮结节下缘到轮垂切迹之间的耳轮分为4等份，自上而下依次为耳轮9区、10区、11区和12区。

2. 耳舟分区　将耳舟分为6等份，自上而下依次为耳舟1区、2区、3区、4区、5区、6区。

3. 对耳轮分区　将对耳轮分为13区。对耳轮上脚分为上、中、下3等份，下1/3为对耳轮5区，中1/3为对耳轮4区；再将上1/3分为上、下2等份，下1/2为对耳轮3区，再将上1/2分为前后2等份，后1/2为对耳轮2区，前1/2为对耳轮1区。对耳轮下脚分为前、中、后3等份，中、前2/3为对耳轮6区，后1/3为对耳轮7区。将对耳轮体从对耳轮上、下脚分叉处至轮屏切迹分为5等份，再沿对耳轮耳甲缘将对耳轮体分为前1/4和后3/4两部分，前上2/5为对耳轮8区，后上2/5为对耳轮9区，前中2/5为对耳轮10区，后中2/5为对耳轮11区，前下1/5为对耳轮12区，后1/5为对耳轮

Note

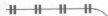

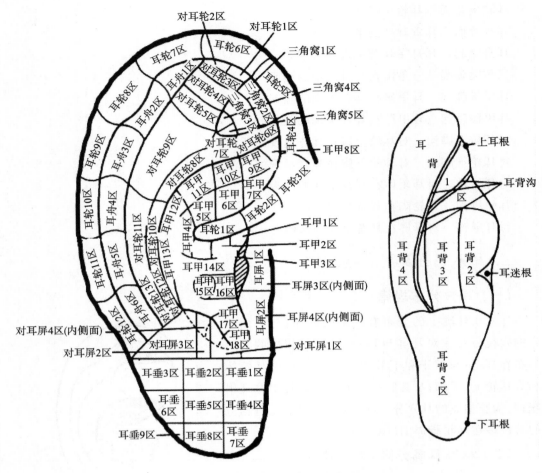

图 4-45　标准耳廓分区示意图

13 区。

4. 三角窝分区　将三角窝由耳轮内缘至对耳轮上、下脚分叉处分为前、中、后 3 等份,中 1/3 为三角窝 3 区,再将前 1/3 分为上、中、下 3 等份,上 1/3 为三角窝 1 区,中、下 2/3 为三角窝 2 区;再将后 1/3 分为上、下 2 等份,上 1/2 为三角窝 4 区,下 1/2 为三角窝 5 区。

5. 耳屏分区　将耳屏分成 4 区。耳屏外侧面分为上、下 2 等份,上部为耳屏 1 区,下部为耳屏 2 区。将耳屏内侧面分为上、下 2 等份,上部为耳屏 3 区,下部为耳屏 4 区。

6. 对耳屏分区　将对耳屏分为 4 区。由对屏尖及对屏尖至轮屏切迹连线之中点,分别向耳垂上线作两条垂直线,将对耳屏外侧面及其后部分成前、中、后 3 区,前为对耳屏 1 区、中为对耳屏 2 区、后为对耳屏 3 区。对耳屏内侧面为对耳屏 4 区。

7. 耳甲分区　将耳甲用标志点、线分为 18 区。在耳轮的内缘上,设耳轮脚切迹至对耳轮下脚间中、上 1/3 交界处为 A 点;在耳甲内,由耳轮脚消失处向后作一水平线与对耳轮耳甲缘相交,设交点为 D 点;设耳轮脚消失处至 D 点连线中、后 1/3 交界处为 B 点;设外耳道口后缘上 1/4 与下 3/4 交界处为 C 点;从 A 点向 B 点作一条与对耳轮耳甲艇弧度大体相仿的曲线;从 B 点向 C 点作一条与耳轮脚下缘弧度大体相仿的曲线。将 BC 线前段与耳轮脚下缘间分成 3 等份,前 1/3 为耳甲 1 区,中 1/3 为耳甲 2 区,后

1/3 为耳甲 3 区。ABC 线前方,耳轮脚消失处为耳甲 4 区。将 AB 线前段与耳轮脚上缘及部分耳轮内缘分成 3 等份,后 1/3 为 5 区,中 1/3 为 6 区,前 1/3 为 7 区。将对耳轮下脚下缘前、中 1/3 交界处与 A 点相连,该连线前方的耳甲艇部为耳甲 8 区。将 AB 线前段与对耳轮下脚下缘间耳甲 8 区以后的部分,分为前、后 2 等份,前 1/2 为耳甲 9 区、后 1/2 为耳甲 10 区。在 AB 线后段上方的耳甲艇部,将耳甲 10 区后缘与 BD 线之间分成上、下 2 等份,上 1/2 为耳甲 11 区,下 1/2 为耳甲 12 区。由轮屏切迹至 B 点作连线,该线后方、BD 线下方的耳甲腔部为耳甲 13 区。以耳甲腔中央为圆心,圆心与 BC 线间距离的 1/2 为半径作圆,该圆形区域为耳甲 15 区。过 15 区最高点及最低点分别向外耳门后壁作两条切线,切线间为耳甲 16 区。15、16 区周围为耳甲 14 区。将外耳门的最低点与对耳屏耳甲缘中点相连,再将该线以下的耳甲腔部分分为上、下 2 等份,上 1/2 为耳甲 17 区,下 1/2 为耳甲 18 区。

8. 耳垂分区　将耳垂分为 9 区。在耳垂上线至耳垂下缘最低点之间画两条等距离平行线,于上平行线上引两条垂直等份线,将耳垂分为 9 区,上部由前到后依次为耳垂 1 区、2 区、3 区;中部由前到后依次为耳垂 4 区、5 区、6 区;下部由前到后依次为耳垂 7 区、8 区、9 区。

9. 耳背分区　将耳背分为 5 区。分别过对耳轮上、下脚分叉处耳背对应点和轮屏切迹耳背对应点作两条水平线,将耳背分为上、中、下 3 部,上部为耳背 1 区,下部为耳背 5 区,再将中部分为内、中、外 3 等份,内 1/3 耳背 2 区、中 1/3 为耳背 3 区、外 1/3 为耳背 4 区。

(三) 耳穴定位与主治

根据耳穴的分布区域特点,分为耳轮穴位、耳舟穴位、对耳轮穴位、三角窝穴位、耳屏穴位、对耳屏穴位、耳甲穴位、耳垂穴位、耳背穴位、耳根穴位(图 4-46)。

1. 耳轮穴位与主治(表 4-3)

表 4-3　耳轮穴位与主治

耳　穴	部　位	主　治
耳中	耳轮脚处,即耳轮 1 区	呃逆、荨麻疹、皮肤瘙痒症、小儿遗尿、咯血、出血性疾病
直肠	耳轮脚棘前上方的耳轮处,即耳轮 2 区	便秘、腹泻、脱肛、痔疾
尿道	直肠上方的耳轮,即耳轮 3 区	尿频、尿急、尿痛、尿潴留
外生殖器	对耳轮下脚前方的耳轮处,即耳轮 4 区	睾丸炎,附睾炎,阴道炎,外阴瘙痒
肛门	三脚窝前方的耳轮处,即耳轮 5 区	痔疾、肛裂
耳尖	耳廓向前对折的上部尖端处,即 6、7 区交界处	发热、高血压、急性结膜炎、麦粒肿、牙痛、失眠
结节	耳轮结节处,即耳轮 8 区	头晕、头痛、高血压
轮 1	耳轮结节下方的耳轮处,即耳轮 9 区	发热、扁桃体炎、上呼吸道感染
轮 2	轮 1 区下方的耳轮处,即耳轮 10 区	发热、扁桃体炎、上呼吸道感染
轮 3	轮 2 区下方的耳轮处,即耳轮 11 区	发热、扁桃体炎、上呼吸道感染
轮 4	轮 3 区下方的耳轮处,即耳轮 12 区	发热、扁桃体炎、上呼吸道感染

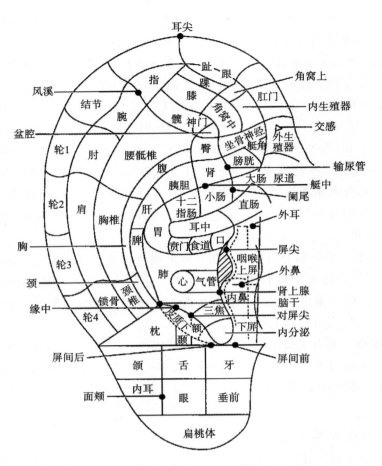

图 4-46　耳穴定位示意图

2. 耳舟穴位与主治（表 4-4）

表 4-4　耳舟穴位与主治

耳　穴	部　位	主　治
指	耳舟上方，即耳舟 1 区	甲沟炎、手指麻木和疼痛
腕	指区的下方，即耳舟 2 区	腕部疼痛
风溪	耳轮结节前方，指区与腕区之间，即耳舟 1、2 区交界处	荨麻疹、皮肤瘙痒症、过敏性鼻炎
肘	腕区的下方，即耳舟 3 区	肱骨外上髁炎、肘部疼痛
肩	肘区的下方，即耳舟 4、5 区	肩关节周围炎、肩部疼痛
锁骨	肩区的下方，即耳舟 6 区	肩关节周围炎

3. 对耳轮穴位与主治（表 4-5）

表 4-5　对耳轮穴位与主治

耳　穴	部　位	主　治
跟	对耳轮上脚前上部，即对耳轮 1 区	足跟痛
趾	耳尖下方的对耳轮上脚后上部，即对耳轮 2 区	甲沟炎、趾部疼痛

续表

耳　穴	部　位	主　治
踝	趾、跟区下方处,即对耳轮3区	踝关节扭伤
膝	对耳轮上脚中1/3处,即对耳轮4区	膝关节疼痛、坐骨神经痛
髋	对耳轮上脚的下1/3处,即对耳轮5区	髋关节疼痛、坐骨神经痛、腰骶部疼痛
坐骨神经	对耳轮下脚的前2/3处,即对耳轮6区	坐骨神经痛、下肢瘫痪
交感	对耳轮下脚末端与耳轮内缘相交处,即对耳轮6区前端	胃肠痉挛、心绞痛、胆绞痛、输尿管结石、自主神经功能紊乱
臀	对耳轮下脚的后1/3处,即对耳轮7区	坐骨神经痛、臀筋膜炎
腹	对耳轮体前部上2/5处,即对耳轮8区	腹痛、腹胀、腹泻、急性腰扭伤、痛经、产后宫缩痛
腰骶部	腹区后方,即对耳轮9区	腰骶部疼痛
胸	对耳轮体前部中2/5处,即对耳轮10区	胸胁疼痛、肋间神经痛、胸闷、乳腺炎
胸椎	胸区后方,即对耳轮11区	胸痛、经前乳房胀痛、乳腺炎、产后泌乳不足
颈	对耳轮体前部下1/5处,即对耳轮12区	落枕、颈椎疼痛
颈椎	颈区后方,即对耳轮13区	落枕、颈椎综合征

4. 三角窝穴位与主治(表4-6)

表4-6　三角窝穴位与主治

耳　穴	部　位	主　治
角窝上	三角窝前1/3的上部,即三角窝1区	高血压
内生殖器	三角窝前1/3的下部,即三角窝2区	痛经、月经不调、白带过多、功能性子宫出血、阳痿、遗精、早泄
角窝中	三角窝中1/3处,即三角窝3区	哮喘
神门	三角窝后1/3的上部,即三角窝4区	失眠、多梦、戒断综合征、癫痫、高血压、神经衰弱
盆腔	三角窝后1/3的下部,即三角窝5区	盆腔炎、附件炎

5. 耳屏穴位与主治(表4-7)

表4-7　耳屏穴位与主治

耳　穴	部　位	主　治
上屏	耳屏外侧面上1/2处,即耳屏1区	咽炎、鼻炎

续表

耳 穴	部 位	主 治
下屏	耳屏外侧面下1/2处,即耳屏2区	鼻炎、鼻塞
外耳	屏上切迹前方近耳轮部,即耳屏1区上缘处	外耳道炎、中耳炎、耳鸣
屏尖	耳屏游离缘上部尖端,即耳屏1区后缘处	发热、牙痛、斜视
外鼻	耳屏外侧面中部,即耳屏1、2区之间	鼻前庭炎、鼻炎
肾上腺	耳屏游离缘下部尖端,即耳屏2区后缘处	低血压、风湿性关节炎、腮腺炎、链霉素中毒、眩晕、休克
咽喉	耳屏内侧面上1/2处,即耳屏3区	声音嘶哑、咽炎、扁桃体炎、失语、哮喘
内鼻	耳屏内侧面下1/2处,即耳屏4区	鼻炎、上颌窦炎、鼻衄
屏间前	屏间切迹前方耳屏最下部,即耳屏2区下缘处	咽炎、口腔炎

6. 对耳屏穴位与主治(表4-8)

表4-8 对耳屏穴位与主治

耳 穴	部 位	主 治
额	对耳屏外侧面的前部,即对耳屏1区对耳屏外侧面的前部,即对耳屏1区	偏头痛、头晕
屏间后	屏间切迹后方对耳屏前下部,即对耳屏1区下缘处	额窦炎
颞	对耳屏外侧面的中部,即对耳屏2区	偏头痛、头晕
枕	对耳屏外侧面的后部,即对耳屏3区	头晕、头痛、癫痫、哮喘、神经衰弱
皮质下	对耳屏内侧面,即对耳屏4区	痛证、间日疟、神经衰弱、假性近视、失眠
对屏尖	对耳屏游离缘的尖端,即对耳屏1、2、4区交点处	哮喘、腮腺炎、睾丸炎、附睾炎、神经性皮炎
缘中	对耳屏游离缘上,对屏尖与轮屏切迹连线之中点处,即对耳屏2、3、4区交点处	遗尿、内耳眩晕症、尿崩症、功能性子宫出血
脑干	轮屏切迹处,即对耳屏3、4区之间	眩晕、后头痛、假性近视

7. 耳甲穴位与主治(表4-9)

表4-9 耳甲穴位与主治

耳 穴	部 位	主 治
口	耳轮脚下方前1/3处,即耳甲1区	面瘫、口腔炎、胆囊炎、胆石症、戒断综合征、牙周炎、舌炎

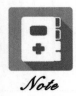

续表

耳穴	部位	主治
食道	耳轮脚下方中 1/3 处,即耳甲 2 区	食道炎、食管痉挛
贲门	耳轮脚下方后 1/3 处,即耳甲 3 区	贲门痉挛、神经性呕吐
胃	耳轮脚消失处,即耳甲 4 区	胃痉挛、胃炎、胃溃疡、失眠、牙痛、消化不良、恶心呕吐、前额痛
十二指肠	耳轮脚及部分耳轮与 AB 线之间的后 1/3 处,即耳甲 5 区	十二指肠溃疡、胆囊炎、胆石症、幽门痉挛、腹胀、腹泻、腹痛
小肠	耳轮脚及部分耳轮与 AB 线之间的中 1/3 处,即耳甲 6 区	消化不良、腹痛、腹胀、心动过速
大肠	耳轮脚及部分耳轮与 AB 线之间的前 1/3 处,即耳甲 7 区	腹泻、便秘、咳嗽、牙痛、痤疮
阑尾	小肠区和大肠区之间,即耳甲 6、7 区交界处	单纯性阑尾炎,腹泻
艇角	对耳轮下脚下方前部,即耳甲 8 区	前列腺炎、尿道炎
膀胱	对耳轮下脚下方中部,即耳甲 9 区对耳轮下脚下方中部,即耳甲 9 区	膀胱炎、遗尿、尿潴留、腰痛、坐骨神经痛、后头痛
肾	对耳轮下脚下方后部,即耳甲 10 区	腰痛、耳鸣、神经衰弱、肾盂肾炎、遗尿、哮喘、月经不调、阳痿、遗精、早泄
输尿管	肾区与膀胱区之间,即耳甲 9、10 区交界处	输尿管结石绞痛
胰胆	耳甲艇的后上部,即耳甲 11 区	胆囊炎、胆石症、胆道蛔虫症、偏头痛、带状疱疹、中耳炎、耳鸣、急性胰腺炎
肝	耳甲艇的后下部,即耳甲 12 区	胁痛、眩晕、经前期紧张症、月经不调、更年期综合征、高血压、假性近视、单纯性青光眼
艇中	小肠区与肾区之间,即耳甲 6、10 区交界处	腹痛、腹胀、胆道蛔虫症
脾	BD 线下方,耳甲腔的后上部,即耳甲 13 区	腹胀、腹泻、便秘、食欲不振、功能性子宫出血、白带过多、内耳眩晕症
心	耳甲腔正中凹陷处,即耳甲 15 区耳甲腔正中凹陷处,即耳甲 15 区	心动过速、心律不齐、心绞痛、无脉症、神经衰弱、癔病、口舌生疮
气管	心区与外耳门之间,即耳甲 16 区	哮喘、支气管炎
肺	心、气管区周围处,即耳甲 14 区	咳嗽、胸闷、声音嘶哑、皮肤瘙痒症、荨麻疹、便秘、戒断综合征
三焦	外耳门后下,肺与内分泌之间,即耳甲 17 区	便秘、腹胀、上肢外侧疼痛

续表

耳 穴	部 位	主 治
内分泌	屏间切迹内,耳甲腔的前下部,即耳甲18区	痛经、月经不调、更年期综合征、痤疮、间日疟、甲状腺功能减退症或亢进症

8. 耳垂穴位与主治(表4-10)

表4-10 耳垂穴位与主治

耳 穴	部 位	主 治
牙	耳垂正面前上部,即耳垂1区	牙痛、牙周炎、低血压
舌	耳垂正面中上部,即耳垂2区	舌炎、口腔炎
颌	耳垂正面后上部,即耳垂3区	牙痛、颞颌关节功能紊乱症
垂前	耳垂正面前中部,即耳垂4区	神经衰弱、牙痛
眼	耳垂正面中央部,即耳垂5区	急性结膜炎、电光性眼炎、麦粒肿、假性近视
内耳	耳垂正面后中部,即耳垂6区	内耳性眩晕症、耳鸣、听力减退、中耳炎
面颊	耳垂正面与内耳区之间,即耳垂5、6区交界处	周围性面瘫、三叉神经痛、痤疮、扁平疣、面肌痉挛、腮腺炎
扁桃体	耳垂正面下部,即耳垂7、8、9区	扁桃体炎、咽炎

9. 耳背穴位与主治(表4-11)

表4-11 耳背穴位与主治

耳 穴	部 位	主 治
耳背心	耳背上部,即耳背1区	心悸、失眠、多梦
耳背肺	耳背中内部,即耳背2区	哮喘、皮肤瘙痒症
耳背脾	耳背中央部,即耳背3区	胃痛、消化不良、食欲不振
耳背肝	耳背中外部,即耳背4区	胆囊炎、胆石症、胁痛
耳背肾	耳背下部,即耳背5区	头晕、头痛、神经衰弱
耳背沟	对耳轮沟和对耳轮上、下脚沟处	高血压、皮肤瘙痒症

10. 耳根穴位与主治(表4-12)

表4-12 耳根穴位与主治

耳 穴	部 位	主 治
上耳根	耳根最上处	鼻衄
耳迷根	耳轮脚后沟的耳根处	胆囊炎、胆石症、胆道蛔虫症、鼻塞、心动过速、腹痛、腹泻
下耳根	耳根最下处	低血压、下肢瘫痪、小儿麻痹后遗症

三、操作方法

1. 消毒　耳廓组织结构特殊,使用耳针法时,除了针具与医者手指消毒外,施术部位必须进行常规消毒,即在耳穴皮肤上先用 2% 碘酊消毒,再用 75% 乙醇消毒并脱碘。

2. 毫针法　进针时,医生用左手拇、食指固定耳廓,中指托着针刺部位的耳背,这样既可掌握针刺的深度,又可减轻针刺时的疼痛,用右手持针,在选定的反应点或耳穴处进针。进针的方法有捻入法和插入法两种。针刺的深度应视耳廓的厚薄、穴位的位置而定,一般刺入 2~3 分深即可达软骨,其深度以毫针能稳定而不摇摆为宜,但不可刺透耳廓背面皮肤。刺激强度应根据患者的病情、体质、耐痛度而灵活掌握。针刺手法以小幅度捻转为主,若患者反应强烈,可不行针。留针时间一般为 20~30 min,慢性病、疼痛性疾病可适当延长,小儿、老年人不宜多留。出针时,左手托住耳背,右手起针,并用消毒干棉球压迫针孔,以防出血,必要时再用 2% 碘酒棉球涂擦 1 次。一般来说,急性病,两侧耳穴同用;慢性病,每次用一侧耳穴,两耳交替针刺,7~10 次为 1 个疗程,疗程间歇 2~3 天。

3. 压丸法　选用质硬而光滑的小粒植物种子或药丸等贴压耳穴以防治疾病的方法,又称压丸法、压豆法。该法安全、无创伤、无疼痛,且能起到持续刺激的作用,易被患者接受。此法适用于耳针治疗的各种疾病,特别适宜于老人、儿童、惧痛的患者和需长期进行耳穴刺激的患者。

压丸所用材料可因地制宜,植物种子、药丸等凡是具有表面光滑,质硬无副作用,适合贴压穴位的均可选用。如王不留行、油菜籽、莱菔子、六神丸等。操作方法是先在耳廓局部消毒,将材料黏附在 0.5 cm×0.5 cm 大小的胶布中央,然后贴敷于穴位上,并给予适当按压,使耳廓有发热、肿痛感(即"得气")。一般每次贴压一侧耳穴,两耳轮流,3 天一换,也可两耳同时贴压。在耳穴贴压期间,嘱患者每日自行按压数次,每次每穴 1~2 min。

临床应用中,可根据病情需要选用一些药液浸泡王不留行或其他压耳的种子,然后进行贴压,可起到压耳与药物共同治疗的作用,以提高疗效。

4. 埋针法　将皮内针埋于耳穴内,作为一种微弱而持久的刺激,达到治疗目的的方法。具有持续刺激、巩固疗效等作用,适用于一些疼痛性疾病、慢性病,或因故不能每天接受治疗的患者,也可用于巩固某些疾病治疗后的疗效。

操作时严格消毒,医者左手固定耳廓,绷紧穴区皮肤,右手用镊子夹住消毒的皮内针针柄,刺入所选耳穴,一般刺入针体的 2/3,再用胶布固定,过敏者可用抗过敏橡皮膏固定。用环形揿钉状皮内针时,因针环不易拿取,可直接将针环贴在小块胶布上,再按揿在耳穴内。一般仅埋患侧单耳,每次埋针 3~5 穴,每日自行按压 3~5 次,留针 3~5 天。必要时也可埋两耳。若埋针处很痛,可适当调整针尖方向和深浅,埋针处不要淋湿浸泡,夏季埋针时间不宜过长;埋针后耳廓局部跳痛不适,需及时检查埋针处有无感染;若被感染,起针后针眼处红肿或有脓点,当立即采取相应措施。

5. 刺血法　用三棱针在耳廓皮肤上点刺出血的治疗方法,有镇静开窍、泄热解毒、消肿止痛、去瘀生新等作用,用于实热、阳闭、瘀血、热毒等多种病证。

操作时先按摩耳廓使其充血,常规消毒后,用点刺法在耳穴处放血 3~5 滴,然后

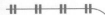

用消毒干棉球擦拭、按压止血。一般隔日1次,急性病可一天2次。孕妇、出血性疾病和凝血功能障碍者忌用,体质虚弱者慎用。

6. 电针法 将传统的毫针法与脉冲电流刺激相结合的一种方法。利用不同波形的脉冲电刺激,强化针刺耳穴的刺激作用,从而达到增强疗效的目的。凡适合耳针治疗的疾病均可采用。操作:将毫针分别刺入所选定的耳穴后,把性能良好的电针机电流输出调节旋钮拨至"0"位,然后将一对输出导线之正负极分别连接在两根毫针针柄上,选择好所需的波形和频率,再打开电针机的开关,慢慢调节电流输出旋钮,使电流强度逐渐增大至所需的刺激量。治疗完毕后先将旋钮拨回"0"位,再关闭电源开关,撤去导线,最后起针。一般每次通电时间以10~20 min为宜,疗程与毫针法相同。

7. 温灸法 用温热作用刺激耳廓以治疗疾病的方法。有温经散寒、疏通经络的功用,多用于虚证、寒证、痹证等。

操作时可因选材而异。艾条灸可温灸整个耳廓或较集中的部分耳穴。艾炷灸时,将麦粒大小的艾炷黏附于用大蒜汁涂抹的耳穴上,然后用线香点燃施灸,皮肤感到灼热时换炷再灸。一般每次灸1~3穴,每穴灸3~9壮,适用于面瘫、腰腿痛、疟腮、缠腰火丹、痹证等。灯芯草灸是将点燃一端蘸有香油的灯芯草,对准耳穴迅速点灸,每次1~2穴,两耳交替。适用于疟腮、目赤肿痛、缠腰火丹等。

8. 穴位注射法 选用某些中西药物注射液注入相应耳穴的方法。根据所选穴位的部位及用药剂量,选择合适的注射器及针头,局部常规消毒后刺入穴位,慢慢推进或上下提插,待针下有"得气"感时,回抽一下,若回抽无血,即可将药推入,一般每穴注射0.1 mL。该法有针刺与药物对穴位的双重刺激作用,凡是针灸的适应证大部分可用本法治疗。

四、适应证和注意事项

(一) 适应证

1. 各种疼痛性疾病 如对头痛、偏头痛、三叉神经痛、肋间神经痛、带状疱疹、坐骨神经痛等神经性疼痛,扭伤、挫伤、落枕等外伤性疼痛,五官、颅脑、胸腹、四肢等外科手术后所产生的伤口痛,麻醉后的头痛、腰痛等手术后遗痛,均有较好的止痛作用。

2. 各种炎症性疾病 如对急性眼结膜炎、中耳炎、牙周炎、咽喉炎、扁桃体炎、腮腺炎、气管炎、肠炎、盆腔炎、风湿性关节炎、面神经炎、末梢神经炎等,有一定的消炎止痛功效。

3. 一些功能紊乱性疾病 如对眩晕症、心律不齐、高血压、多汗症、胃肠功能紊乱、月经不调、遗尿、神经衰弱、癔症等,具有良性调整作用。

4. 过敏与变态反应性疾病 如对过敏性鼻炎、哮喘、过敏性结肠炎、荨麻疹等,能消炎、脱敏、改善免疫功能。

5. 内分泌代谢性疾病 如对单纯性甲状腺肿、甲状腺功能亢进症、绝经期综合征等,有改善症状、减少药量等辅助治疗作用。

6. 一部分传染性疾病 如对菌痢、疟疾、扁平疣等,能恢复和提高机体的免疫防御功能,以加速疾病的痊愈。

7. 各种慢性疾病　如对腰腿痛、肩周炎、消化不良、肢体麻木等，有改善症状、减轻痛苦的作用。

8. 其他　如耳针麻醉，预防晕车、晕船，戒烟、戒毒，减肥等。

（二）注意事项

（1）严格消毒，防止感染。耳廓暴露在外，结构特殊，血液循环较差，容易感染，且感染后易波及软骨，严重者可致软骨坏死、萎缩而导致耳廓畸形，故应重视预防。一旦感染，应立即采取相应措施，如局部红肿疼痛较轻，可涂碘酒，每日 2～3 次；重者局部涂擦四黄膏或消炎膏等软膏，并口服抗生素。如局部化脓，恶寒发热，白细胞增高，发生软骨膜炎，当选用相应抗生素注射，并用 0.1％～0.2％ 庆大霉素冲洗患处，也可配合内服清热解毒剂，外敷中草药及艾灸。

（2）耳廓上有湿疹、溃疡、冻疮破溃等，不宜用耳穴治疗。

（3）有习惯性流产史的孕妇禁用耳针治疗；妇女怀孕期间也应慎用，尤其不宜使用子宫、卵巢、内分泌、肾等穴位。

（4）年老体弱者、有严重器质性疾病者、高血压病患者，治疗前应适当休息，治疗时手法要轻柔，刺激量不宜过大，以防意外。

（5）耳针法亦可能发生晕针，应注意预防；一旦晕针，须及时处理。

（6）扭伤或肢体功能障碍患者，在耳针留针期间，应进行适量的肢体活动和功能锻炼，以提高疗效。

（7）耳廓上的色素沉着、疣痣、白色结节、小脓疱、冻疮瘢痕等均应注意鉴别。

Note

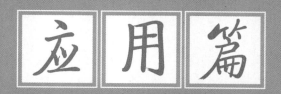

第三篇

应用篇

YINGYONGPIAN

项目五 应用总论

任务一 治疗作用

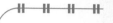

数字课件 5-1

针灸治疗是在中医基本理论指导下,运用针刺、艾灸等方法,对人体腧穴进行刺激,通过经络的作用,影响脏腑功能状态,达到治病的目的。在长期医疗实践中,总结出针灸具有调和阴阳、扶正祛邪、疏通经络的作用。

一、疏通经络

经络"内属于腑脏,外络于肢节",是人体运行气血、联络脏腑、沟通内外、贯通上下的通路。经络通畅,气血运行自如,脏腑功能健旺。各种原因导致的经络闭阻不通,引起气血运行受阻,影响人体功能活动,可引发各种疾病。

针灸刺激腧穴和经络,能激发经气,使经络通畅、气血畅行无阻,消除各种局部气滞血瘀的肿胀、疼痛、感觉及运动功能障碍,同时使脏腑功能恢复正常,取得"疏通经脉,调其气血"的作用,达到治疗的目的。

疏通经络是针灸治疗疾病最主要、最直接的作用。凡针刺的方法,都有疏通经络的作用。针灸疏通经络的方法很多,如局部经络闭阻、关节肿痛,热者可行针刺,寒者可行艾灸。血瘀可刺络,气滞可拔罐。

二、调和阴阳

阴阳的动态平衡是人体的健康状态,阴阳偏盛偏衰则失去平衡,即人体处于疾病状态,针灸治疗具有调节阴阳的偏盛偏衰,使机体恢复到"阴平阳秘"的健康状态的作用。《灵枢·根结》说:用针之要,在于知调阴与阳,调阴与阳,精气乃光,合形与气,使神内藏。就说明针灸具有调和阴阳的作用。

针灸调和阴阳的作用,是通过经穴的配伍和针刺手法完成的。例如:胃火炽盛引起的牙痛,属阳热偏盛,治宜清泻胃火,取内庭穴,针用泻法;由肾阴不足、肝阳上亢引起的头痛,属阴虚阳亢,治宜育阴潜阳,取太溪,针用补法,配行间,针用泻法。又如:阳气盛、阴气虚而导致的失眠,可根据八脉交会穴的特点,取照海和申脉穴,采用补阴泻阳的方式进行治疗;阴气盛、阳气虚引起的嗜睡,根据八脉交会穴的特点,同样可以取照海和申脉穴进行治疗,但要采用补阳泻阴的方式。

针灸调和阴阳,除了直接调和阴阳盛衰之外,还可以采用从阳引阴、从阴引阳、阴中求阳、阳中求阴、滋阴潜阳、补阳消阴等方法。如六腑的病证可以取募穴进行治疗,六腑属阳,募穴属阴位,即从阴引阳。而五脏病取背俞穴则为从阳引阴。

三、扶正祛邪

扶正,就是扶助正气,以增加体质,提高机体抗病能力;祛邪,就是祛除病邪,清除致病因素的影响。邪正相争,对于疾病的发生、发展及其变化和转归,都有重要的影响。正气充沛,则人体有抗病能力,疾病就会减少或不发生,即《素问·刺法论》所说"正气存内,邪不可干";若正气不足,疾病就会发生和发展,即《素问·评热病论》所说"邪之所凑,其气必虚"。扶正祛邪就是通过扶助正气,祛除邪气,改变正邪双方力量的对比,使疾病向痊愈方向转归的治疗法则。

扶正和祛邪可通过选用不同的治疗方法、针刺手法的补泻操作、补泻部位和穴位的补泻特性来实现。如艾灸法可以扶正,挑刺、放血等疗法可以祛邪;气海、关元、命门等穴位多偏补而用于扶正;十宣、中极、人中等穴位多偏泻而用于祛邪。

一般而言,扶正适用于正虚邪不盛的病证,祛邪适用于邪实而正未伤的病证,扶正与祛邪同时进行,适用于正虚邪实的病证,正虚为主宜扶正兼祛邪,邪盛为主则宜祛邪兼扶正。根据邪正消长转化,病证标本缓急,决定扶正与祛邪的主次先后。病情较重,正气虚弱不耐攻伐时,应先扶正后祛邪;病邪强盛,正气虽虚但尚可攻伐时,宜先祛邪后扶正。

数字课件 5-2

任务二　治疗原则

针灸治疗原则,即应用针灸技术进行临床疾病防治所遵循的准则,是从中医整体观念出发,根据疾病发展变化的性质所确立的基本治疗思路和方向,如《灵枢·九针十二原》说:凡用针者,虚则实之,满则泄之,宛陈则除之,邪盛则虚之。《灵枢·经脉》说:盛则泻之,虚则补之,热则疾之,寒则留之,陷下则灸之,不盛不虚,以经取之。治疗原则对于具体针灸施术起着重要的指导意义。临床上,须把握治疗原则,灵活运用各种针灸技术。针灸治疗原则的具体运用可分为治病求本、补虚泻实、清热温寒和三因制宜四个方面。

一、治病求本

"本"是疾病的本质及主要矛盾。治病求本,就是针对疾病的本质进行治疗。疾病的临床表现错综复杂,只有通过辨证,由表及里、由现象到本质的分析,找出疾病的根本,才能确定正确的治疗方法,以达到治疗目的。例如,头痛症状可由多种原因引起,原因不同其治疗方法也不同,肝阳上亢可用平肝潜阳法,外感头痛可用解表法,痰湿头痛可用燥湿化痰法,瘀血头痛可用活血化瘀法等。针灸治疗时,应根据具体情况,选取相应的腧穴予以治疗,方可真正治本。

Note

治病求本的运用应处理好标本缓急的关系。"标"即现象，"本"即本质。在治疗时需要运用标本的理论，借以分析其主次缓急，便于及时合理地进行治疗。《素问·标本病传论》云：知标本者，万举万当，不知标本，是谓妄行。一般分为急则治其标，缓则治其本和标本同治三种情况。

（一）急则治其标

急则治其标是指标病危急，若不及时治疗，会危及患者生命，或影响本病的治疗。如腹胀满、大出血、剧痛、高热等病，皆宜先除胀、止血、止痛、退热。《素问·标本病传论》说：先热后生中满者，治其标……先病而后生中满者，治其标……大小不利，治其标。这就是说，待病情相对稳定后，再考虑治疗本病。

（二）缓则治其本

缓则治其本是指标病不甚急的情况下，采取治本的原则，即针对主要病因、病证进行治疗，以解除病的根本。如阴虚发热，用滋阴养液治其本，发热之标便不治自退；外感发热，用解表祛邪法治其本，发热之标亦不治而退。

（三）标本同治

标本同治是指标病本病同时俱急，在时间与条件上皆不宜单治标或单治本，只能采取同治之法。如肾不纳气之喘咳病，本为肾气虚，标为肺失肃降，治疗只宜益肾纳气，肃肺平喘，标本兼顾；又若热极生风证，本为热邪亢盛，标为肝风内动，治疗只能清热凉肝，熄风止痉，标本同治。

二、补虚泻实

"虚"是指正气虚弱，"实"是指邪气亢盛。《素问·通评虚实论》说：邪气盛则实，精气夺则虚。疾病的过程就是正气和邪气斗争的过程：正气强于邪气则病退、痊愈；邪气强于正气则病进、恶化。

补虚即扶助正气，泻实就是祛除邪气。《灵枢·经脉》说：盛则泻之，虚则补之。补虚泻实就是改变正邪双方的力量对比，使疾病向痊愈转化，是针灸治疗的基本原则。

补虚泻实的原则，可通过针灸方法的选用、经络和腧穴的运用、针刺手法的补泻操作来实现。针灸方法，艾灸多用于补虚；拔罐、三棱针、皮肤针多用于泻实。经络和腧穴的运用，补虚可通过选取具有"补益"特性的腧穴，如关元、命门等，或按补其本经、补其表里经和虚则补其母的方法选穴配伍，并结合针刺手法的"补法"操作，达到"补"的目的；泻实可通过选取具有"清泻"特性的腧穴，如大椎、十宣等，或按泻其本经、泻其表里经和实则泻其子的方法选穴配伍，并结合针灸手法的"泻法"操作，达到"泻实"的目的。

另外，临床也会出现虚中有实、实中有虚的复杂情况，治疗上可补泻兼施，或根据虚实程度及轻重缓急采用先补后泻、先泻后补的方法。

三、清热温寒

"寒"即寒证，是由感受寒邪或人体阳虚所引起的一类证候；"热"即热证，是由感受热邪或人体阴虚所引起的一类证候。

清热是指热证用清法，以寒治热；温寒是指寒证用温法，以热治寒。清热温寒，是针对热性病证和寒性病证制定的治疗原则。

《灵枢·经脉》说：热则疾之，寒则留之。针灸的操作：清热是浅刺疾出或点刺出血，手法宜轻而快，少留针，可以采用"透天凉"的针刺手法；温寒是深刺而久留针，以候气散寒，可用"烧山火"的针刺手法。方法的选择：三棱针、皮肤针、毫针放血的治疗目的是泻热；艾灸、火罐、火针的治疗目的是温寒。另外，可选择某些有特殊作用的穴位以实现清热温寒：热证取荥穴，如心热泻劳宫，点刺大椎、曲池、十二井穴可泻热，灸命门、关元可温助阳气。清热温寒的运用，要注意区分寒热的真假，准确辨证，正确施术。

四、三因制宜

三因制宜是指因时、因地、因人制宜，即根据季节、时辰、地理环境和病人的体质、年龄等不同情况而制定适宜的治疗方法，是中医的整体观和辨证论治的具体运用。

（一）因时制宜

四时气候的变化，对人体的生理功能、病理变化均可产生一定的影响，针灸技术的运用随之不同，如"春夏刺浅，秋冬刺深"：春夏之季，阳气升发，人体气血趋向体表，病邪伤人亦多浅表；秋冬之季，阴气渐盛，人体气血潜藏于内，病邪伤人亦多在深部；春夏多用井荥穴，秋冬多用经合穴，长夏多用输穴。

另外，人体气血流注与时辰有着密切的关系，针灸治疗强调以时间定穴位，子午流注针法、灵龟八法、飞腾八法均是择时选穴治疗疾病的方法，也是"因时制宜"治疗原则的具体运用。

（二）因地制宜

由于地理环境、气候条件和生活习惯的不同，对人的影响不同，不同地域的人体的生理活动和病理特点也有区别，治疗方法亦有差异。《素问·异法方宜论》记载：北方者……其地高陵居，风寒冰冽，其民乐野处而乳食，藏寒生满病，其治宜灸焫。南方者……其地下，水土弱，雾露之所聚也，其民嗜酸而食胕，故其民皆致理而赤色，其病挛痹，其治宜微针。

（三）因人制宜

患者的性别、年龄、体质等的不同，导致其生理特点、疾病情况不同，治疗方法亦不同。如性别的不同，女性以血为用，在治疗妇人病时要多考虑调理冲脉（血海）、任脉等，同时还要注意其经期、妊娠、产后等情况。年龄不同，治疗方法亦不同，《灵枢·逆顺肥瘦》说：年质壮大，血气充盈，肤革坚固，因加以邪，刺此者，深而留之。又载：婴儿者，其肉脆，血少气弱，刺此者，以毫针，浅刺而疾发针，日再可也。

任务三　针灸处方

一、选穴原则

人体穴位众多，每个穴位都有一定的特性，其主治功能不尽相同。针灸处方的腧穴选取应以经络理论为指导,根据病证、腧穴的特性,结合临床的具体实践,合理地选取,以正确拟定针灸处方。针灸处方的腧穴选取,以循经取穴为主,取穴原则可分为近部取穴、远部取穴和随证取穴。

(一)近部取穴

近部取穴是指在病痛所在部位或邻近部位选取穴位。近部取穴临床应用非常广泛,如鼻病取迎香、巅顶痛取百会、口歪取颊车、地仓,胃痛取中脘、梁门等。

(二)远部取穴

远部取穴是指在距病痛较远的部位选取穴位。如胃脘疼痛取足三里或公孙,面部疾病取合谷,目赤肿痛取行间,久痢脱肛取百会,急性腰痛取水沟等。这些都是远部取穴的具体运用。

(三)随证取穴

随证取穴是根据疾病的病因病机和临床表现的辨证而选取穴位,也称对证取穴,或称辨证取穴,是根据中医基本理论和腧穴主治功能而提出的。如发热、失眠、多梦、自汗、盗汗、虚脱、抽风、昏迷等,无明确局限的病变部位,可以按照随证取穴的原则选取适当腧穴。如:高热可选取大椎、陶道;虚热选肾俞、太溪;治疗失眠多梦可选取神门、大陵;治盗汗可选取阴郄、后溪;治虚脱可选取关元、气海;治昏迷可选取素髎、水沟。

有些腧穴对某一方面的病证有特殊的治疗效果,在治疗时经常选用,如气病的胸闷、气促取膻中,血病的血虚、慢性出血取膈俞,筋病的筋骨酸痛取阳陵泉,这些也属随证取穴范畴。另外,对于病变部位明显的疾病,根据其病因病机而选取穴位也是治病求本原则的体现,如:牙痛根据病因病机可分为风火牙痛、胃火牙痛和肾虚牙痛,风火牙痛选风池、外关,胃火牙痛选内庭、二间,肾虚牙痛选太溪、行间。

以上三种取穴原则在临床上可以单独应用,也可以相互配合应用。例如,治哮喘实证,可选取膻中、尺泽、列缺、中府。取中府为近部取穴,取尺泽、列缺为远部取穴,取膻中为随证取穴。

二、配穴方法

配穴方法是以选穴原则为依据,针对病情选取具有协同作用的腧穴加以配伍应用的方法。常用的有经脉配穴法、部位配穴法。

(一)经脉配穴法

经脉配穴法是以经脉或经脉相互联系而进行穴位配伍的方法,包括本经配穴法、表里经配穴法、同名经配穴法。

1. 本经配穴法 本经配穴法是指某一脏腑、经脉发生病变时,可选取该脏腑、经脉的腧穴配成处方的方法。如:肺病咳嗽,可取局部腧穴肺募中府,同时远取本经之尺泽、太渊;胃火循经上扰导致的牙痛,可在足阳明胃经上近取颊车,远取该经的荥穴内庭。

2. 表里经配穴法 表里经配穴法是以脏腑、经脉的阴阳表里配合关系为依据的配穴方法。当某一脏腑经脉发生疾病时,取该经和其相表里的经脉腧穴配合成方。如风

121

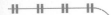
热袭肺导致的感冒咳嗽,可选肺经的尺泽和大肠经的曲池、合谷;《灵枢·五邪》载:邪在肾,则病骨痛,阴痹……取之涌泉、昆仑。另外,原络配穴法是表里经配穴法中的特殊实例,在特定穴的临床应用中将详细论述。

3. 同名经配穴法 同名经配穴法是将手足同名经的腧穴相互配合的方法,是基于同名经"同气相通"的理论提出的。如阳明头痛取手阳明的合谷配足阳明的内庭;落枕取手太阳经的后溪配足太阳经的昆仑。

(二) 部位配穴法

部位配穴法是按腧穴分布的部位进行穴位配伍的方法,包括上下配穴法、前后配穴法、左右配穴法。

1. 上下配穴法 上下配穴法是指将腰部以上或上肢的腧穴和腰部以下或下肢的腧穴配合应用的方法,在临床上应用较为广泛。如胃脘痛可上取内关、下取足三里;治疗牙痛可上取合谷、下取内庭;肾阴不足导致的咽喉肿痛,可上取曲池或鱼际、下取太溪或照海;八脉交会穴的配对应用也属本配穴法。

2. 前后配穴法 前指胸腹,后指腰背,前后配穴法是指将人体前部和后部的腧穴配合应用的方法。前为阴,后为阳,故亦称腹背阴阳配穴法。在《灵枢·官针》中称"偶刺"。常用于治疗脏腑疾患,如:膀胱疾患,前取水道或中极,后取膀胱俞或秩边;肺病可前取华盖、中府,后取肺俞;胃脘痛,前取中脘、建里,后配胃俞、胃仓。临床上常见的俞募配穴法就属于本配穴法。

3. 左右配穴法 左右配穴法是指将人体左右两侧的腧穴配合应用的方法。本方法是基于人体十二经脉左右对称分布和部分经脉左右交叉的特点提出的。临床上常选择左右同一腧穴配合运用,是为了加强腧穴的协同作用。如胃痛可取双侧足三里、梁丘,心病取双侧心俞、内关等。左右配穴法也可取双侧的不同腧穴,或左病右取,右病左取,如左侧面瘫可选同侧的太阳、颊车、地仓和对侧的合谷。

以上配穴方法,在临床应用时要灵活掌握,一个针灸处方可多种配穴方法综合运用,如左侧偏头痛,选同侧的太阳、头维和对侧的外关、足临泣,既包含了左右配穴法,又包含了上下配穴法。

4. 远近配穴 远近配穴是指近部选穴与远部选穴配合应用的方法。如胃痛近取中脘、梁门等穴,远部取内关、足三里、公孙等穴;腰痛近取肾俞、大肠俞,远取委中、昆仑等。

项目六 应用各论

任务一 内科病证

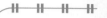

数字课件 6-1-1

一、头痛

头痛是患者自觉头部疼痛的一类病证,可见于多种急慢性疾病,如脑及眼、口鼻等头面部病变和许多全身性疾病均可出现头痛,其病因复杂,涉及面很广。头为"诸阳之会"、"清阳之府",手、足三阳经和足厥阴肝经均上头面,督脉直接与脑府相联系,因此,各种外感及内伤因素导致头部经络功能失常,气血失调,脉络不通或脑窍失养等,均可导致头痛。本任务主要讨论外感和内伤杂病以头痛为主证者,若为某一疾病发生过程中的兼证,可参照本篇治疗。

头痛可见于西医学的高血压、偏头痛、丛集性头痛、紧张性头痛、感染性发热、脑外伤及五官科等病中。

(一)病因病机

本病的病因分外感、内伤两个方面。"伤于风者,上先受之",故外感头痛主要是风邪所致,每多兼寒、夹湿、兼热,上犯清窍,经络阻遏,而致头痛。内伤头痛可因情志、饮食、体虚久病等所致,包括如下几种情形:情志不遂,肝失疏泄,肝阳妄动,上扰清窍;肾阴不足,脑海空虚,清窍失养;禀赋不足,久病体虚,气血不足,脑失所养;恣食肥甘,脾失健运,痰湿内生,阻滞脑络;外伤跌仆,气血瘀滞,脑络被阻。

(二)辨证要点

临床上头痛总体上分为外感和内伤头痛两大类。按照头痛的部位辨证归经,前额痛为阳明头痛,侧头痛为少阳头痛,后枕痛为太阳头痛,巅顶痛为厥阴头痛。

1. 外感头痛

【主证】 头痛连及项背,发病较急,痛无休止,外感表证明显。

【兼证】 恶风畏寒,口不渴,苔薄白,脉浮紧,为风寒头痛;头痛而胀,发热,口渴欲饮,小便黄,苔黄,脉浮紧,为风热头痛;头痛如裹,肢体困重,苔白腻,脉濡,为风湿头痛。

2. 内伤头痛

【主证】 头痛发病较缓,多伴头晕,痛势绵绵,时止时休,遇劳或情志刺激而发作、

Note

加重。

【兼证】 头胀痛目眩,心烦易怒,面赤口苦,舌红苔黄,脉弦数,为肝阳上亢头痛;头痛兼头晕耳鸣,腰膝酸软,神疲乏力,遗精,舌红苔少,脉细无力,为肾虚头痛;头部空痛兼头晕,神疲无力,面色不华,劳则加重,舌淡,脉细弱,为血虚头痛;头痛昏蒙,脘腹痞满,呕吐痰涎,苔白腻,脉滑,为痰浊头痛;头痛迁延日久,或头有外伤史,痛处固定不移,痛如椎刺,舌暗,脉细涩,为瘀血头痛。

(三)针灸治疗

1. 基本治疗

1)外感头痛

【治法】 祛风、通络、止痛。以督脉、手太阴经穴为主。

【主穴】 列缺、百会、太阳、风池。

【配穴】 阳明头痛者,加印堂、攒竹、合谷、内庭;少阳头痛者,加率谷、外关、足临泣;太阳头痛者,加天柱、后溪、申脉;厥阴头痛者,加四神聪、太冲、内关;风寒头痛者,加风门;风热头痛者,加曲池、大椎;风湿头痛者,加阴陵泉。

【操作】 毫针泻法。风门拔罐或艾灸;大椎点刺出血。

【方义】 百会、太阳可疏导头部经气。风池为足少阳与阳维脉的交会穴,善于祛风活血、通络止痛。列缺为肺经络穴,可宣肺解表,祛风通络。

2)内伤头痛

(1)实证

【治法】 疏通经络,清利头窍。以督脉及足阳明、足少阳经穴为主。

【主穴】 百会、头维、风池。

【配穴】 按头痛部位配穴同上;肝阳上亢者,加太冲、太溪、侠溪;痰浊头痛者,加太阳、丰隆、阴陵泉;瘀血头痛者,加阿是、血海、膈俞、内关。

【操作】 毫针泻法。

【方义】 百会、头维疏通头部经络气血。风池活血通经,清利头目,调和气血。

(2)虚证

【治法】 疏通经络,滋养脑髓。以督脉及足阳明、足少阳经穴为主。

【主穴】 百会、风池、足三里。

【配穴】 按头痛部位配穴同上;血虚头痛者,加三阴交、肝俞、脾俞;肾虚头痛者,加太溪、肾俞、悬钟。

【操作】 百会、足三里用补法;风池用平补平泻法。

【方义】 百会疏调气血以养脑髓,风池活血通经、调和气血,足三里补益气血、滋养脑髓。

2. 其他治疗

(1)耳针法 选枕、额、脑、神门,进行毫针刺或埋针或用王不留行压丸。对于顽固性头痛可在耳背静脉点刺出血。

(2)皮肤针法 用皮肤针叩刺太阳、印堂及头痛处,出血少量,适用于外感头痛。

(3)穴位注射法 选风池穴,用1‰的盐酸普鲁卡因或维生素B_{12}注射液,每穴

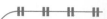

0.5～1.0 mL,每日或隔日 1 次,适用于顽固性头痛。

（四）调养护理

（1）针灸治疗头痛疗效较佳,对于多次治疗无效或病情逐渐加重者,应查明病因,尤其要排除颅内占位性病变。

（2）保持乐观情绪,心情舒畅,防止七情内伤。

（3）注意气候寒暖之变化,避免六淫外袭。生活起居有规律,保证充足睡眠。饮食以营养、易消化、无刺激为宜。禁烟,忌食辛辣、油腻、酒浆、浓茶等。

（4）多食新鲜蔬菜、水果、豆制品等。肥胖者,适当减少食量;高脂者,减少动物脂肪及含胆固醇丰富的饮食,养成定时排便习惯,防止便秘。

（5）坚持体育锻炼,增强体质。

（6）早期发现,早期诊治。

二、中风

数字课件 6-1-2

中风是以突然晕倒,不省人事,伴口角歪斜,语言不利,半身不遂,或不经昏仆仅以口歪、半身不遂为临床主证的疾病。因发病急骤,症见多端,病情变化迅速,与风之善行数变特点相似,故名中风、卒中。本病发病率和死亡率较高,常留有后遗症;近年来发病率不断增高,发病年龄也趋向年轻化,因此,中风是威胁人类生命和生活质量的重大疾病。

西医学的急性脑血管病,如脑梗死、脑出血、脑栓塞、蛛网膜下腔出血等属本病范畴。

（一）病因病机

中风的发生是多种因素所导致的复杂的病理过程,风、火、痰、瘀是其主要的病因,脑府为其病位。肝肾阴虚,水不涵木,肝风妄动;五志过极,肝阳上亢,引动心火,风火相煽,气血上冲;饮食不节,恣食厚味,痰浊内生;气机失调,气滞而血运不畅,或气虚推动无力,日久血瘀。当风、火、痰浊、瘀血等病邪,上扰清窍,导致"窍闭神匿,神不导气"时,则发生中风。其中:"窍"指脑窍、清窍;"闭"指闭阻、闭塞;"神"指脑神;"匿"为藏而不现;"导"指主导,引申为支配;"气"指脑神所主的功能活动,如语言、肢体运动、吞咽功能等。

（二）辨证要点

1. 中经络

【主证】　半身不遂,舌强语謇,口角歪斜。

【兼证】　面红目赤,眩晕头痛,心烦易怒,口苦咽干,便秘尿黄,舌红或绛,苔黄或燥,脉弦有力,为肝阳暴亢;肢体麻木或手足拘急,头晕目眩,苔白腻或黄腻,脉弦滑,为风痰阻络;口黏痰多,腹胀便秘,舌红,苔黄腻或灰黑,脉弦滑大,为痰热腑实;肢体软弱,偏身麻木,手足肿胀,面色淡白,气短乏力,心悸自汗,舌暗,苔白腻,脉细涩,为气虚血瘀;肢体麻木,心烦失眠,眩晕耳鸣,手足拘挛或蠕动,舌红,苔少,脉细数,为阴虚风动。

Note

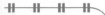

2. 中脏腑

【主证】 神志恍惚,迷蒙,嗜睡,或昏睡,甚者昏迷,半身不遂。

【兼证】 神昏,牙关紧闭,口噤不开,肢体强痉,为闭证;面色苍白,瞳神散大,手撒口开,二便失禁,气息短促,多汗腹凉,脉散或微,为脱证。

(三)针灸治疗

1. 基本治疗

(1)中经络

【治法】 醒脑开窍,滋补肝肾,疏通经络。以手厥阴、督脉、足太阴经穴为主。

【主穴】 内关、水沟、三阴交、极泉、尺泽、委中。

【配穴】 肝阳暴亢加太冲、太溪;风痰阻络加丰隆、合谷;痰热腑实加曲池、内庭、丰隆;气虚血瘀加足三里、气海;阴虚风动加太溪、风池;口角㖞斜加颊车、地仓;上肢不遂加肩髃、手三里、合谷;下肢不遂加环跳、阳陵泉、阴陵泉、风市;头晕加风池、完骨、天柱;足内翻加丘墟透照海;便秘加水道、归来、丰隆、支沟;复视加风池、天柱、睛明、球后;尿失禁、尿潴留加中极、曲骨、关元。

【操作】 内关用泻法;水沟用雀啄法,以眼球湿润为佳;刺三阴交时,沿胫骨内侧缘与皮肤成45°角,使针尖刺到三阴交穴,用补法;刺极泉时,在原穴位置下2寸心经上取穴,避开腋毛,直刺进针,用提插泻法,以患者上肢有麻胀和抽动感为度;尺泽、委中直刺,使肢体有抽动感。

【方义】 心主血脉,内关为心包经络穴,可调理心气,疏通气血。脑为元神之府,督脉入络脑,水沟为督脉穴,可醒脑开窍,调神导气。三阴交为足三阴经交会穴,可滋补肝肾。极泉、尺泽、委中,疏通肢体经络。

(2)中脏腑

【治法】 醒脑开窍,启闭固脱。以手厥阴及督脉经穴为主。

【主穴】 内关、水沟。

【配穴】 闭证加十二井穴、太冲、合谷;脱证加关元、气海、神阙。

【操作】 内关、水沟同前。十二井穴用三棱针点刺出血;太冲、合谷用泻法,强刺激。关元、气海用大艾炷灸法,神阙用隔盐灸法,直至四肢转温为止。

【方义】 内关调心神,水沟醒脑开窍,十二井穴点刺出血,可接通十二经气,调和阴阳。配太冲、合谷,平肝熄风。关元为任脉与足三阴经交会穴,灸之可扶助元阳。神阙为生命之根蒂,真气所系,配合气海可益气固本,回阳固脱。

2. 其他治疗

(1)头针法 选顶颞前斜线、顶旁1线及顶旁2线,毫针平刺入头皮下,快速捻转2~3 min,每次留针30 min,留针期间反复捻转2~3次。行针后鼓励患者活动肢体。

(2)电针法 在患侧上、下肢体各选两个穴位,针刺得气后留针,接通电针机,以患者肌肉微颤为度,每次通电20 min。

(四)调养护理

(1)针灸治疗中风疗效较满意,尤其对于神经功能的康复如肢体运动、语言、吞咽功能等有促进作用,针灸越早进行效果越好,治疗期间应配合功能锻炼。

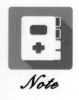

（2）中风急性期，出现高热、神昏、心衰、颅内压增高、上消化道出血等情况时，应采取综合治疗措施。

（3）中风患者应注意防止压疮，保证呼吸道通畅。

（4）本病应重在预防，如年逾 40，经常出现头晕头痛、肢体麻木、偶有发作性语言不利、肢体痿软无力者，多为中风先兆，应加强防治。

三、面瘫

面瘫是以口眼向一侧歪斜为主证的病证，又称为口眼歪斜。本病可发生于任何年龄，无明显的季节性，多发病急速，以一侧面部发病多见。手、足阳经均上头面部，当病邪阻滞面部经络，尤其是手太阳和足阳明经筋功能失调，可导致面瘫的发生。

本病相当于西医学的周围性面神经麻痹，最常见于贝尔麻痹。

数字课件 6-1-3

（一）病因病机

劳作过度，机体正气不足，脉络空虚，卫外不固，风寒或风热乘虚入中面部经络，致气血痹阻，经筋功能失调，筋肉失于约束，出现歪僻。正如《灵枢·经筋》云：足之阳明，手之太阳筋急，则口目为僻。周围性面瘫包括眼部和口颊部筋肉症状，由于足太阳经筋为"目上冈"，足阳明经筋为"目下冈"，故眼睑不能闭合为足太阳和足阳明经筋功能失调所致；口颊部主要为手太阳和手、足阳明经筋所主，因此，口歪主要是这三条经筋功能失调所致。

（二）辨证要点

面瘫常急性发作，常在睡眠醒来时，发现一侧面部肌肉板滞、麻木、瘫痪，额纹消失，眼裂变大，露睛流泪，鼻唇沟变浅，口角下垂歪向健侧，病侧不能皱眉、蹙额、闭目、露齿、鼓颊；部分患者初起时有耳后疼痛，还可出现患侧舌前 2/3 味觉减退或消失，听觉过敏等症。部分患者病程迁延日久，可因瘫痪肌肉出现挛缩，口角反牵向患侧，甚则出现面肌痉挛，形成"倒错"现象。

兼见面部有受凉史，舌淡苔薄白，为风寒证；继发于感冒发热，舌红，苔黄腻，为风热证。

（三）针灸治疗

1. 基本治疗

【治法】　祛风通络，疏调经筋。治疗以手足阳明和手、足太阳经穴为主。

【主穴】　攒竹、鱼腰、阳白、四白、颧髎、颊车、地仓、合谷、昆仑。

【配穴】　风寒证加风池，风热证加曲池，恢复期加足三里；人中沟歪斜加水沟，鼻唇沟浅加迎香。

【操作】　面部腧穴均行平补平泻法，恢复期可加灸法。在急性期，面部穴位手法不宜过重，肢体远端的腧穴行泻法且手法宜重；在恢复期，肢体远端的足三里施行补法，合谷、昆仑行平补平泻法。

【方义】　面部腧穴可疏调局部筋络气血，活血通络。合谷、昆仑为循经远端选穴，急性期用泻法可祛除阳明、太阳筋络之邪气，祛风通络。在恢复期，加足三里用补法，可补益气血，濡养经筋。

Note

2. 其他治疗

（1）皮肤针法　用梅花针叩刺阳白、颧髎、地仓、颊车，以局部潮红为度，每日或隔日 1 次，适用于恢复期。

（2）刺络拔罐法　用三棱针点刺阳白、颧髎、地仓、颊车，拔罐，每周 2 次，适用于恢复期。

（3）电针法　选太阳、阳白、地仓、颊车，接通电针机，通电 10～20 min，强度以患者面部肌肉微见跳动而能耐受为度。如通电后，见牙齿咬嚼者，为针刺过深，刺中咬肌所致，应调整针刺的深度。适用于恢复期。

（4）穴位贴敷法　选太阳、阳白、颧髎、地仓、颊车，将马钱子锉成粉末 1～2 分，撒于胶布上，然后贴于穴位处，5～7 日换药 1 次。或用蓖麻仁捣烂加少许麝香，取绿豆粒大一团，贴敷穴位上，每隔 3～5 日更换 1 次。或用白附子研细末，加少许冰片作面饼，贴敷穴位，每日 1 次。

（四）调养护理

（1）针灸治疗面瘫具有明显效果，是目前治疗本病的首选方法。

（2）平时面部应避免吹风受寒，用温水漱口、洗脸，必要时可戴口罩、眼罩防护。

（3）因眼睑闭合不全，灰尘易侵入，每日点眼药水 2～3 次，夜间可涂眼药膏，防止暴露性角膜炎。

（4）饮食有节，调养脾胃，起居有常，不妄劳作。

（5）加强面部肌群锻炼。

四、便秘

数字课件 6-1-4

便秘是指大便秘结不通，患者粪质干燥、坚硬，排便艰涩难下，常常数日一行，甚至不用泻药、栓剂或灌肠就不能排便。便秘可见于多种急慢性疾病。

（一）病因病机

便秘主要为大肠传导功能失常，粪便在肠内停留时间过久，水液被吸收，以致便质干燥难解。本证的发生与脾胃及肾脏关系密切，可分为实证和虚证两类。

实证便秘，多由素体阳盛，嗜食辛辣厚味，以致胃肠积热，或邪热内燔，津液受灼，肠道燥热，大便干结；或因情志不畅，忧愁思虑过度，或久坐少动，肺气不降，肠道气机郁滞，通降失常，传导失职，糟粕内停，而成便秘。

虚证便秘，多由病后、产后，气血两伤未复，或年迈体弱，气血亏耗所致，气虚则大肠传导无力，血虚则肠失滋润；或下焦阳气不充，阴寒凝结，腑气受阻，糟粕不行，凝结肠道而成便秘。

（二）辨证要点

【主证】　大便秘结不通，排便艰涩难解。

【兼证】　大便干结，腹胀腹痛，身热，口干口臭，喜冷饮，舌红，苔黄或黄燥，脉滑数者，为热邪壅盛（热秘）；欲便不得，嗳气频作，腹中胀痛，纳食减少，胸胁痞满，舌苔薄腻，脉弦者，为气机郁滞（气秘）；虽有便意，临厕努挣乏力，挣则汗出气短，便后疲乏，大便并不干硬，面色㿠白，神疲气怯，舌淡嫩，苔薄，脉虚细者，为气虚（虚秘）；大便秘结，面色无华,头晕心悸,唇舌色淡,脉细者,为血虚(虚秘);大便艰涩,排出困难,腹中冷痛,面色㿠白,四肢不温,畏寒喜暖,小便清长,舌淡苔白,脉沉迟者,为阳虚阴寒内盛(冷秘)。

(三)针灸治疗

1. 基本治疗

【治法】 调理肠胃,行滞通便。以足阳明、手少阳经穴为主。

【处方】 天枢、支沟、水道、归来、丰隆。

【配穴】 热秘者,加合谷、内庭;气秘者,加太冲、中脘;气虚者,加脾俞、气海;血虚者,加足三里、三阴交;阳虚者,加神阙、关元。

【操作】 主穴用毫针泻法。

【方义】 天枢乃大肠募穴,疏通大肠腑气,腑气通则大肠传导功能复常。支沟宣通三焦气机,三焦之气通畅,则肠腑通调。水道、归来、丰隆,可调理脾胃,行滞通腑。

2. 其他治疗

(1)耳针法 选大肠、直肠、交感、皮质下。毫针刺,中等强度或弱刺激,或用揿针或用王不留行贴压。

(2)穴位注射法 选穴参照基本治疗穴位。用生理盐水或维生素 B_1、维生素 B_{12} 注射液,每穴注射 $0.5\sim1.0$ mL,每日或隔日 1 次。

(四)调养护理

(1)针灸治疗本病有较好疗效,如经治疗多次而无效者须查明原因。

(2)平时应坚持体育锻炼,多食蔬菜水果,养成定时排便习惯。

(3)便秘严重者可遵医嘱予通便处理,如使用通便剂、腹部按摩、灌肠等。

五、不寐

数字课件 6-1-5

不寐通常称为"失眠"、"不得卧"等,是以经常不能获得正常睡眠,或入睡困难,或睡眠时间不足,或睡眠不深,严重者彻夜不眠为特征的病证。

本病可见于西医学的神经衰弱。

(一)病因病机

本证与饮食、情志、劳倦、体虚等因素有关。情志不遂,肝阳扰动;思虑劳倦,内伤心脾,生血之源不足;惊恐、房劳伤肾,肾水不能上济于心,心火独炽,心肾不交;体质虚弱,心胆气虚;饮食不节,宿食停滞,胃不和则卧不安;上述因素最终导致邪气扰动心神或心神失于濡养、温煦,心神不安,阴跷脉、阳跷脉功能失于平衡,而出现不寐。

(二)辨证要点

【主证】 经常不易入睡,或寐而易醒,甚则彻夜不眠。

【兼证】 情志波动,急躁易怒,头晕头痛,胸胁胀满,舌红,脉弦,为肝阳上扰;心悸健忘,面色无华,易汗出,纳差倦怠,舌淡,脉细弱,为心脾亏虚;头晕耳鸣,腰膝酸软,五心烦热,遗精盗汗,舌红,脉细数,为心肾不交;心悸多梦,善惊恐,多疑善虑,舌淡,脉弦细,为心胆气虚;脘闷嗳气,嗳腐吞酸,心烦口苦,苔厚腻,脉滑数,为脾胃不和。

Note

（三）针灸治疗

1. 基本治疗

【治法】 调理跷脉、安神利眠。以手厥阴经、督脉穴和八脉交会穴为主。

【主穴】 照海、申脉、神门、印堂、四神聪。

【配穴】 肝火扰心者，加行间、侠溪；痰热内扰者，加丰隆、内庭、曲池；心脾两虚者，加心俞、脾俞、足三里；心肾不交者，加太溪、水泉、心俞、脾俞；心胆气虚者，加丘墟、心俞、内关；脾胃不和者，加太白、公孙、内关、足三里。

【操作】 神门、印堂、四神聪，用平补平泻法；对于较重的不寐患者，四神聪可留针过夜；照海用补法，申脉用泻法。

【方义】 心藏神，神门为心经原穴；脑为元神之府，印堂分布在督脉上，督脉入络脑，两穴相配可安神利眠。四神聪镇静安神。照海、申脉为八脉交会穴，分别与阴跷脉、阳跷脉相通，阴、阳跷脉主睡眠，若阳跷脉功能亢盛则失眠，故补阴泻阳使阴、阳跷脉功能协调，不眠自愈。

2. 其他治疗

（1）耳针法 选皮质下、心、肾、肝、神门、垂前、耳背心。毫针刺，或揿针埋藏，或王不留行贴压。

（2）皮肤针法 自项至腰部督脉和足太阳经背部第1侧线，用梅花针自上而下叩刺，叩至皮肤潮红为度，每日1次。

（3）电针法 选四神聪、太阳，接通电针机，用较低频率，每次刺激30 min。

（4）拔罐法 自项至腰部足太阳经背部侧线，用火罐自上而下行走罐，以背部潮红为度。

（四）调养护理

（1）针灸对失眠症效果良好，治疗时间以下午为宜。

（2）由其他疾病引起失眠者，应同时治疗原发病。

（3）鼓励患者养成良好的睡眠习惯，不要经常熬夜，睡觉前不宜喝茶、咖啡、酒等；保持乐观开朗的良好心态，消除紧张情绪和疑虑；合理安排生活作息制度，坚持适度体育锻炼。

六、心悸

心悸包括惊悸和怔忡，是指患者自觉心中悸动，惊惕不安，甚则不能自主的病证。本病证可见于多种疾病过程中，多与失眠、健忘、眩晕、耳鸣等并存，凡各种原因引起心脏频率、节律发生异常，均可导致心悸。

西医学中某些器质性或功能性疾病如冠心病、风湿性心脏病、高血压性心脏病、肺源性心脏病、各种心律失常，以及贫血、心神经官能症等，均可参照本篇治疗。

（一）病因病机

本病的发生常与平素体质虚弱，情志所伤、劳倦、汗出受邪等有关。平素体质不强，心气怯弱，或久病心血不足，或忧思过度，劳伤心脾，使心神不能自主，发为心悸；或肾阴亏虚，水火不济，虚火妄动，上扰心神而致病；或脾肾阳虚，不能蒸化水液，停聚为饮,上犯于心,心阳被遏,心脉痹阻,而发本病。

（二）辨证要点

【主证】　自觉心跳心慌、时作时息,并有善惊易恐,坐卧不安,甚则不能自主。

【兼证】　气短神疲,惊悸不安,舌淡苔薄,脉细数,为心胆虚怯;头晕目眩,纳差乏力,失眠多梦,舌淡,脉细弱,为心脾两虚;心烦少寐,头晕目眩,耳鸣腰酸,遗精盗汗,舌红,脉细数,为阴虚火旺;胸闷气短,形寒肢冷,下肢浮肿,舌淡,脉沉细,为水气凌心;心痛时作,气短乏力,胸闷,咳痰,舌暗,脉沉细或结代,为心脉瘀阻。

（三）针灸治疗

1. 基本治疗

【治法】　调理心气,安神定悸。以手厥阴、手少阴经穴为主。

【主穴】　内关、郄门、神门、厥阴俞、巨阙。

【配穴】　心胆虚怯者,加胆俞;心脾两虚者,加脾俞、足三里;阴虚火旺者,加肾俞、太溪;水气凌心者,加膻中、气海;心脉瘀阻者,加膻中、膈俞;善惊者,加大陵;多汗者,加膏肓;烦热者,加劳宫;耳鸣者,加中渚、太溪;浮肿者,加水分、中极。

【操作】　毫针平补平泻法。

【方义】　心包经内关及郄穴郄门可调理心气,疏导气血。心经原穴神门,宁心安神定悸。心包之背俞、厥阴俞配心之募穴巨阙,可益心气、宁心神,调理气机。诸穴配合以收镇惊宁神之效。

2. 其他治疗

（1）穴位注射法　选穴参照基本治疗,用维生素 B_1 或维生素 B_{12} 注射液,每穴注射 0.5 mL,隔日 1 次。

（2）耳针法　选交感、神门、心、脾、肝、胆、肾,毫针用轻刺激。亦可用撳针埋藏或用王不留行贴压。

（四）调养护理

（1）应保持乐观情绪,避免忧思恼怒惊恐等不良刺激。

（2）劳逸有度,轻证者可作适当体力活动,重证者应卧床休息。

（3）饮食有节,避免过饥过饱、过食肥甘厚味。

七、郁证

郁证是以心情抑郁、情绪不宁、胸部满闷、胁肋胀满,易怒易哭,或咽中如有异物梗塞等为主证的一类病证。本病是内科常见病,多发于青中年女性。郁有积、滞、蕴结等含义,有广义和狭义之分。广义的郁包括外邪、情志等因素所致的郁在内;狭义的郁,即单指情志不舒为病因的郁。明代以后及现代的郁证多单指情志之郁而言的。

本病主要见于西医学的神经官能症、癔病及焦虑症等,也可见于更年期综合征等。

（一）病因病机

主要与情志内伤和脏气素弱有关。情志不遂,肝失疏泄,气机不畅,肝气郁结,而成气郁;气郁日久化火,则肝火上炎,而成火郁;思虑过度,精神紧张,或肝郁横犯脾土,

数字课件 6-1-7

使脾失健运,水湿停聚,而成痰郁;情志过极,损伤心神,心神失守,而成精神惑乱;病变日久,损及肝肾心脾,使心脾两虚,或肝肾不足,心失所养。总之,当肝失疏泄,脾失健运,脏腑阴阳气血失调,而使心神失养或被扰,气机运行失畅,均可出现郁证。

（二）辨证要点

【主证】 精神抑郁善忧,情绪不宁,易怒易哭。

【兼证】 胸胁胀满,脘闷嗳气,不思饮食,大便不调,脉弦,为肝气郁结;性情急躁易怒,口苦而干,或头痛、目赤、耳鸣,或嘈杂吐酸,大便秘结,舌红,苔黄,脉弦数,为气郁化火;咽中如有异物梗塞,吞之不下,咯之不出,苔白腻,脉弦滑,为痰气郁结（梅核气）;精神恍惚,心神不宁,多疑易惊,悲忧善哭,喜怒无常,或时时欠伸,或手舞足蹈等,舌淡,脉弦,为心神惑乱（脏躁）;多思善疑,头晕神疲,心悸胆怯,失眠健忘,纳差,面色不华,舌淡,脉细,为心脾两虚;眩晕耳鸣,目干畏光,心悸不安,五心烦热,盗汗,口咽干燥,舌干少津,脉细数,为肝肾亏虚。

（三）针灸治疗

1. 基本治疗

【治法】 调神理气,疏肝解郁。以督脉及手厥阴、手少阴和足厥阴经穴为主。

【主穴】 水沟、内关、神门、太冲。

【配穴】 肝气郁结者,加曲泉、膻中、期门;气郁化火者,加行间、侠溪、外关;痰气郁结者,加丰隆、阴陵泉、天突、廉泉;心神惑乱者,加通里、心俞、三阴交、太溪;心脾两虚者,加心俞、脾俞、足三里、三阴交;肝肾亏虚者,加太溪、三阴交、肝俞、肾俞。

【操作】 水沟用雀啄泻法,以眼球湿润为佳;神门用平补平泻法;内关、太冲用泻法。

【方义】 脑为元神之府,督脉入络脑,水沟可醒脑调神;心藏神,神门为心经原穴,内关为心包经络穴,二穴可调理心神而安神定志;内关又可宽胸理气。太冲疏肝解郁。

2. 其他治疗

（1）耳针法 选神门、心、交感、肝、脾。毫针刺,或撤针埋藏,或用王不留行贴压。

（2）穴位注射法 选风池、心、内关。用丹参注射液,每穴每次 0.3～0.5 mL,每日1 次。

（四）调养护理

（1）正确对待疾病,增强战胜疾病的信心。

（2）适当参加体育锻炼。

（3）饮食应以蔬菜和营养丰富的鸡、鱼、瘦肉、乳类为宜,忌辛辣烟酒。

八、痹证

痹证是由于感受风、寒、湿、热之邪,经络痹阻,气血运行不畅,临床表现以肢体关节、肌肉酸痛、麻木、重着、屈伸不利,甚或关节肿大灼热等为主证的一类病证。

古代痹证的概念比较广泛,包括内脏痹和肢体痹,本节主要讨论肢体的痹证,主要包括西医学的风湿热（风湿性关节炎）、类风湿性关节炎、骨性关节炎等。

Note

（一）病因病机

本病与外感风、寒、湿、热等邪气和人体正气不足有关。风、寒、湿等邪气,在人体卫气虚弱时容易侵入人体而致病。汗出当风,坐卧湿地,涉水冒雨等,均可使风寒湿等邪气侵入机体经络,留于关节,导致经脉气血痹阻不通,不通则痛,正如《素问·痹论》所说:风寒湿三气杂至,合而为痹。

根据感受邪气的相对轻重,常分为行痹(风痹)、痛痹(寒痹)、着痹(湿痹)。风邪善行数变,故可见疼痛游走不定;寒性收引,故见疼痛较剧,得热痛减;湿性重浊,故见疼痛困重,或伴关节肿胀。若素体阳盛或阴虚火旺,复感风寒湿邪,邪从热化,或感受热邪,留注关节,可见关节红肿热痛兼发热,为热痹。

总之,风寒湿热之邪侵入机体,痹阻关节肌肉筋络,导致气血痹阻不通,产生本病。

（二）辨证要点

【主证】　关节肌肉疼痛,屈伸不利。

【兼证】　若疼痛游走,痛无定处,时见恶风发热,舌淡苔薄白,脉浮,为行痹(风痹);疼痛较剧,痛有定处,遇寒痛增,得热痛减,局部皮色不红,触之不热,苔薄白,脉弦紧,为痛痹(寒痹);若肢体关节酸痛重着不移,或有肿胀,肌肤麻木不仁,阴雨天加重或发作,苔白腻,脉濡缓,为着痹(湿痹);关节疼痛,局部灼热红肿,痛不可触,关节活动不利,可累及多个关节,伴有发热恶风,口渴烦闷,苔黄燥,脉滑数,为热痹。

（三）针灸治疗

1. 基本治疗

【治法】　通痹止痛。

【主穴】　以病痛局部穴为主,结合循经选穴。

【配穴】　行痹者,加膈俞、血海;痛痹者,加肾俞、关元;着痹者,阴陵泉、足三里;热痹者,加大椎、曲池;根据部位循经配穴。

【操作】　毫针泻法或平补平泻法。可加灸法。大椎、曲池可点刺出血。

【方义】　病痛局部循经选穴,可疏通经络气血,使营卫调和而风寒湿热等邪无所依附,痹痛遂解。风邪偏盛为行痹,取膈俞、血海活血养血,遵"治风先治血,血行风自灭"之义。寒邪偏盛为痛痹,取肾俞、关元,益火之源,振奋阳气而祛寒邪。湿邪偏盛为着痹,取阴陵泉、足三里健脾除湿。热痹者,加大椎、曲池可泻热疏风、利气消肿。

2. 其他治疗

（1）刺络拔罐法　用皮肤针重叩背脊两侧和关节病痛部位,使出血少许,加拔火罐。

（2）穴位注射法　采用当归、丹皮酚、威灵仙等注射液,在病痛部位选穴,每穴注入0.5～1 mL,注意勿注入关节腔内。每隔1～3日注射1次。

（3）电针法　选择上述处方穴位,针刺得气后,通电针机,先用连续波5 min,后改疏密波,通电10～20 min。

（四）调养护理

（1）平时应注意关节的保暖,避免风寒湿邪的侵袭。

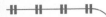

（2）饮食宜进营养丰富、易于消化的食物，少食辛辣刺激及生冷、滋腻之物。

（3）坚持正确适度的关节活动，避免错误的锻炼方式，错误的锻炼方式可加重关节损伤。

九、痿证

数字课件 6-1-9

痿证是指肢体筋脉弛缓，痿软无力，日久不能随意活动，或伴有肢体麻木、肌肉萎缩的一类病证。临床上以下肢痿弱无力较为多见，故又称"痿躄"。

西医学的感染性多发性神经根炎、多发性末梢神经炎、运动神经元病、重症肌无力、肌营养不良及周围神经损伤等引起的肢体瘫痪属于痿证范畴。

（一）病因病机

病因有外邪侵袭（湿热毒邪）、饮食不节、久病体虚。外感湿热毒邪，或高热不退，或病后余热燔灼，伤津耗气，使肺热叶焦，不能输布津液；坐卧湿地或冒雨涉水，湿邪浸淫，郁而化热，湿热阻闭经络；饮食不节，脾胃虚弱，气血津液生化不足；或久病体虚，或劳伤过度，精血亏虚；上述因素均可使经络阻滞，筋脉功能失调，筋肉失于气血津液的濡养而成痿证。

（二）辨证要点

【主证】　肢体软弱无力，筋脉弛缓，甚则肌肉萎缩或瘫痪。

【兼证】　发热多汗，热退后突然出现肢体软弱无力，心烦口渴，小便短黄，舌红，苔黄，脉细数，为肺热伤津；肢体逐渐痿软无力，下肢为重，微肿而麻木不仁，或足胫热感，小便赤涩，舌红，苔黄腻，脉细数，为湿热浸淫；肢体痿软无力日久，食少纳呆，腹胀便溏，面浮不华，神疲乏力，为脾胃虚弱；起病缓慢，下肢痿软无力，腰膝酸软，不能久立，或伴眩晕耳鸣，甚至步履全废，腿胫肌肉萎缩严重，舌红少苔，脉沉细数，为肝肾亏损。

（三）针灸治疗

1. 基本治疗

【治法】　祛邪通络，濡养筋脉。以手、足阳明经穴和华佗夹脊穴为主。

【主穴】　上肢：肩髃、曲池、合谷、颈胸部夹脊穴。下肢：髀关、伏兔、足三里、阳陵泉、三阴交、腰部夹脊穴。

【配穴】　肺热伤津加尺泽、肺俞、二间；湿热袭络加阴陵泉、大椎、内庭；脾胃虚弱加太白、中脘、关元；肝肾亏损加太溪、肾俞、肝俞。上肢肌肉萎缩加手阳明经排刺；下肢肌肉萎缩加足阳明经排刺。

【操作】　足三里、三阴交用补法，余穴用泻法或平补平泻法，夹脊穴用平补平泻法。

【方义】　阳明经多血多气，选上、下肢阳明经穴位，可疏通经络，调理气血。夹脊穴为督脉之旁络，又与膀胱经第一侧线的脏腑背俞相通，可调脏腑阴阳，行气血。

2. 其他治疗

（1）皮肤针法　用皮肤针反复叩刺背部肺俞、脾俞、胃俞、膈俞和手、足阳明经线。隔日 1 次。

（2）电针法　在瘫痪肌肉处选取穴位，针刺后加脉冲电刺激，以患者能耐受为度，每次 20 min。

（四）调养护理

（1）卧床患者应保持四肢功能体位，以免造成足下垂或内翻，必要时可用护理架及夹板托扶；另外注意预防压疮。

（2）在治疗期间，应加强主动及被动的肢体功能锻炼，以助及早康复。

十、腰痛

数字课件 6-1-10

腰痛是指由外感、内伤等致病因素导致的腰部经络气血运行不畅，或腰部失于精血濡养，以自觉腰部一侧或两侧疼痛为主证的一类病证。

本证常见于西医的腰部软组织损伤、肌肉风湿、腰椎病变及部分内脏病变。

（一）病因病机

病因主要与感受外邪、跌仆损伤和劳欲太过等因素有关。感受风寒，或坐卧湿地，风寒水湿之邪浸渍经络，经络之气阻滞；或长期从事较重的体力劳动，或腰部闪挫撞击伤未全恢复，经筋、络脉受损，瘀血阻络；上述因素可导致腰部经络气血阻滞，不通则痛。素体禀赋不足，或年老精血亏衰，或房劳过度，损伐肾气，"腰为肾之府"，腰部脉络失于温煦、濡养，可产生腰痛。

腰部从经脉循行上看，主要归足太阳膀胱经、督脉、带脉和肾经（贯脊属肾）所主，故腰脊部经脉、经筋、络脉的不通和失荣是腰痛的主要病机。

（二）辨证要点

【主证】　腰部疼痛。疼痛在腰脊中部，为督脉病证；疼痛部位在腰脊两侧，为足太阳经证；腰眼（肾区）隐隐作痛，起病缓慢，或酸多痛少，乏力易倦，脉细者，为足少阴经证，即肾虚腰痛。

【兼证】　腰部受寒史，值天气变化或阴雨风冷时加重，腰部冷痛重着、酸麻，或拘挛不可俯仰，或痛连臀腿者，为寒湿腰痛；腰部有劳伤或陈伤史，劳累、晨起、久坐加重，腰部两侧肌肉触之有僵硬感，痛处固定不移者，为瘀血腰痛。

（三）针灸治疗

1. 基本治疗

【治法】　活血通经。以局部阿是穴及足太阳经穴为主。

【主穴】　肾俞、大肠俞、委中、阿是穴。

【配穴】　寒湿腰痛者，加腰阳关；瘀血腰痛者，加膈俞；肾虚腰痛者，加命门、志室、太溪。

【操作】　主穴均采用泻法。寒湿证加艾灸；瘀血证加刺络拔罐；肾虚证配穴用补法，肾阳虚加灸法。

【方义】　肾俞、大肠俞、阿是穴可疏通局部经脉、络脉及经筋之气血，通经止痛。委中为足太阳经穴，"腰背委中求"，可疏调腰背部膀胱经脉之气血。

2. 其他治疗

（1）皮肤针法　选择腰部疼痛部位，用梅花针叩刺出血，加拔火罐。适用于寒湿腰

Note

135

痛和瘀血腰痛。

（2）耳针法　取患侧腰骶椎、肾、神门，毫针刺后嘱患者活动腰部；或用撳针埋藏或用王不留行贴压。

（3）穴位注射法　用地塞米松 5 mL 和普鲁卡因 2 mL 混合液，严格消毒后刺入痛点，无回血后推药液，每穴注射 0.5～1 mL，每日或隔日 1 次。

（四）调养护理

（1）保持正确的姿势和体位，避免腰部肌肉过度紧张，不可勉强持重。

（2）对于椎间盘突出引起的腰痛可配合推拿、牵引等方法。

任务二　儿科病证

一、疳证

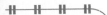

数字课件 6-2-1

疳证是由于喂养不当，或因多种疾病的影响，损伤脾胃，气液耗伤而形成的一种慢性疾病。临床上以形体消瘦，面色无华，毛发干枯，精神萎靡或烦躁，饮食异常，大便不调为特征。本病发病无明显季节特征，常见于 5 岁以下小儿。因起病缓慢，病情复杂，病程迁延，易出现兼证，会不同程度地影响小儿的生长发育，严重者甚至会导致阴竭阳脱，古人视之为"恶候"，为儿科四大要证之一。近年来，随着社会经济的发展，生活水平的提高，医疗条件的改善，本病发病率有明显下降趋势，重症患儿已不常见。本病经积极、恰当治疗，一般预后良好，仅有少数重症因脾胃受损严重，累及他脏，亡津液生内热，预后较差。

本病相当于西医学的小儿营养不良及多种维生素缺乏症，以及由此引起的合并症。

（一）病因病机

引起小儿疳证的病因较多，以饮食不节、喂养不当、营养失调、疾病影响、药物损伤及先天禀赋不足最为常见，其中以喂养不当最为多见。疳证病变部位主要在脾胃，可涉及其余四脏。小儿脾常不足，运化功能薄弱，易为饮食所伤。饮食伤脾，运化失职，气血不足不荣肌肤，形体消瘦则发为疳气。疳气日久不愈，或有他因损伤脾胃，致脾胃虚损，运化不及，积滞内停，化源不足，气血津液耗损，肌肤明显失养，则形成疳积。病情进一步发展，脾胃日渐衰败，气血亏耗，津液消亡，元气衰惫，则形成干疳。

总之，疳证基本病理改变为脾胃失调，化源不足，气血津液亏耗。早期以脾胃失和症状为主，形体消瘦不明显，病情轻浅，谓之疳气；中期脾胃受损严重，积滞内停，生化乏源，表现为虚实夹杂之症候，谓之疳积；后期脾胃衰败，化源枯竭，气血津液干涸，全身羸弱，谓之干疳。

（二）辨证要点

小儿疳证有主证、兼证之不同，主证以八纲辨证为纲，重在辨轻重，兼证以脏腑辨

Note

证为纲,重在辨疳证累积之脏腑。

主证按病程长短、轻重、虚实分为疳气、疳积、干疳三个阶段。疳气为疳证初期阶段,病情轻浅,属脾胃不和之轻证;病情发展,成为疳积,属脾虚夹积的虚实夹杂证;病程迁延,则发展为干疳,属脾胃衰败,津液消亡的虚证、重症。

兼证常出现于干疳或疳积重症阶段,症见目赤多泪、干涩夜盲、目生云翳者,为脾病及肝;口舌生疮、五心烦热甚至吐舌、弄舌者,为脾病及心;气喘痰鸣、潮热咳嗽者,为脾病及肺;腰膝酸软、囟陷齿迟者,为脾病及肾。

（三）针灸治疗

【治法】　健脾益胃,化滞消积。取足阳明、胃之募穴及奇穴为主。

【主穴】　中脘、四缝、足三里。

【配穴】　脾胃失和者加脾俞、胃俞;脾胃虚弱者加脾俞、胃俞、气海、关元;食积重者加下脘、腹结、璇玑;虫积者加天枢、百虫窝;重症疳积者加神阙、气海、脾俞、膏肓、肾俞。

【操作】　四缝穴点刺挤出淡黄色液体。其他穴位按虚补实泻法操作。对婴儿可采取速刺不留针。重症疳积之配穴用灸法。

【方义】　中脘是胃之募穴、八会穴之腑会,可调和胃肠。足三里为胃经合穴,可扶土而补中气。四缝为奇穴,是治疗疳积的经验穴,诸穴合用共收消积导滞、健脾益中之功效。

（四）调养护理

（1）加强饮食调护,提倡母乳喂养,乳食定时定量,饮食应富含营养易于消化。添加食物应由少到多,由单一到多种,由精到粗的顺序,循序渐进地进行。

（2）保证病室环境温度适宜,光线充足,空气新鲜,患儿衣着柔软,注意保暖,避免交叉感染。

（3）定期检查患儿身高、体重,及时了解和分析病情,观察疗效。

（4）对病情较重的患儿要加强全身护理,注意皮肤等部位的清洁,防止褥疮、口疳、眼疳等兼证的发生。

二、厌食

厌食,是指小儿长期见食不贪,食欲不振甚至厌恶进食的病证。本病为儿科常见病之一,城市儿童发病率较高,各年龄儿童皆可发病,尤以 1～6 岁儿童多见。古代中医文献中无小儿厌食的病名,其中的"恶食"、"不思食"、"不嗜食"、"不饥不纳"等病证的主要临床表现与本病相同。

本病包括西医学的"厌食症",但外感疾病或某些慢性疾病的过程中可见到的食欲不振的症状,不属于本病范畴。

（一）病因病机

厌食的病因主要是喂养不当、禀赋不足、情志失调、他病伤脾,以喂养不当最为常见。小儿神智未开,全赖家长养护,若恣意纵儿所好,杂食乱投,或过食肥甘、滋补之物,或饥饱无度,均可损伤脾胃正常纳化功能,致脾胃失和,纳化失职,则形成厌食。

数字课件 6-2-2

Note

总之,厌食的病变脏腑主要在脾胃,病机关键为脾胃不和,纳化失职。一般初起多属脾失健运之轻证、实证;若病程迁延,长久不愈,损伤脾胃气阴,则可转化为虚证;本病若时日长久,导致气血生化乏源,则影响正常生长发育,可转化为疳证。

(二)辨证要点

厌食的病位在脾胃,因脾胃受损程度不同,辨证重点在区分脏腑虚实。病程短,表现为纳呆食少,见食不贪,形体尚可,舌质正常,舌苔薄腻者为实证,为脾失健运;病程长,除食欲不振,食量减少外,伴有面色少华,形体瘦弱,大便不调者为虚证,见大便溏泻,肢倦懒言,舌淡苔薄白为脾胃气虚;食少饮多,大便秘结,口干舌燥,舌红少苔或花剥者为脾胃阴虚。

(三)针灸治疗

【治法】 健脾助运。取足阳明、足太阳经及任脉穴为主。

【主穴】 中脘、足三里、四缝、脾俞、胃俞。

【配穴】 脾失健运者加建里;脾胃气虚者加膻中、气海;脾胃阴虚者加劳宫、三阴交。

【操作】 四缝穴点刺挤出淡黄色液体,其他穴位用毫针虚补实泻法操作。

【方义】 中脘穴为胃募穴及腑会,与阳明胃腑下合穴足三里同用,可调理阳明胃肠气机,畅顺通降功能,升发脾胃之气,而健脾助运;四缝穴为治疗疳证之经验穴;脾俞、胃俞为脾胃脏腑经气输注之穴,具有醒脾健运、开胃助化之功。

(四)调养护理

(1)纠正不良饮食习惯,按时进餐,不挑食,不强迫进食,饮食定时适量,荤素搭配,节制冷饮和甜食,鼓励多食粗粮和蔬菜。

(2)适当调整饮食品种、口味,可暂时不考虑营养价值,以增进食欲为主,待食欲增进后,再按营养的需要调配食物。

(3)注意生活起居,改善进餐环境,减少各种干扰,保持心情舒畅。适当增加活动促进消化。

三、遗尿

遗尿俗称尿床,是指 3 周岁以上的小儿在睡眠中小便自遗,醒后方觉的一种病证,遗尿的小儿每月至少有一次夜间遗尿。正常小儿 1 周岁后白天已经能控制小便,随着年岁增长,经脉渐盛,脏腑渐实,气血渐充,排尿控制与表达能力逐步完善。本病多见于 10 岁以下儿童,男孩多于女孩。本病一般预后良好,半数患儿可在 5 年内发作次数逐步减少而自愈,也有少数患儿持续遗尿直至青春期或成年,造成严重心理负担,影响正常学习和工作。

本病西医学根据病因分为两类:原发性遗尿与继发性遗尿。

(一)病因病机

尿液的生成、排泄与肺、脾、肾、膀胱、三焦关系密切,病因由虚、实两大因素导致,以虚为主,病位主要在膀胱,涉及脾肺肾。中医学在《灵枢·本输》中论述:三焦者……

入络膀胱,约下焦。实则闭癃,虚则遗溺。遗溺则补之,闭癃则泻之。《诸病源候论·小儿杂病诸候》中论述为:遗尿者,此由膀胱有冷,不能约于水故也。……肾主水,肾气下通于阴,小便者,水液之余也,膀胱为津液之腑……不能约水,故遗尿也。

1. 肾气不足　肾主气化,职司二便;膀胱主藏尿液,与肾相表里。若小儿先天禀赋不足或后天失养,素体虚弱则肾气不固,下元虚寒,膀胱气化功能失调,闭藏失职导致遗尿。

2. 肺脾气虚　肺主治节,主宣发肃降,敷布津液;脾主运化水湿,为制水之脏,肺脾二脏共同维持正常水液代谢。若小儿喂养不当,形体消瘦或屡受外感,肺脾气虚,肺气虚则上不能敷布津液,下不能制约膀胱,脾气虚则统摄无权,水道不约,易发遗尿。此所谓"上虚不能制下"。

3. 肝经湿热　肝主疏泄,肝经循少腹绕阴器。肝郁则气机不畅,郁而化热,或挟湿下注,疏泄失司,致膀胱失约而遗尿。

此外,也有患儿因心肾不交,水火不济,夜梦纷纭而梦中遗尿;或痰湿素盛,呼叫不应,熟睡难醒,亦可致遗尿;亦有教育缺乏,未养成良好夜间排尿习惯或始终使用尿布而导致遗尿情况发生。但因日间兴奋过度,致夜间睡眠深沉,偶发遗尿或环境变换,偶有遗尿,不属病态。

（二）辨证要点

本病重在辨虚实寒热。临床上虚寒者多见,实热者少见。虚寒者病程较长,体质瘦弱,小便清长量多,兼见面白神疲,纳少乏力,肢冷自汗,大便溏泄,反复感冒等症状,舌淡苔薄,或舌胖嫩有齿痕,脉细弱或沉无力;实热者病程较短,体质强壮,尿量少,色黄,骚臭气重,兼见面红唇赤,头额汗多,性情急躁,睡眠不宁,大便干结等症状,舌红苔黄或黄腻,脉滑数或弦数。

（三）针灸治疗

【治法】　健脾益气,温肾固摄。以任脉、足太阴经及背俞穴为主。

【主穴】　关元、中极、三阴交、肾俞。

【配穴】　肾阳不足者加命门、太溪;脾肺气虚者加气海、肺俞、脾俞、足三里。

【操作】　毫针补法,配合用灸法。

【方义】　关元可培补元气,益肾固本。肾俞为肾之背俞穴,与中极同用,俞募配伍可调节膀胱气化功能。三阴交为足三阴经交会穴,即可健脾益气,又可益肾调气,四穴配合共取止遗之效。

（四）调养护理

（1）尿湿裤子、被褥后应及时更换,保持干燥及外阴部清洁。

（2）减轻遗尿对小儿情绪影响,给予信心和支持,不能打骂体罚。

（3）白天可饮水,晚餐不食稀饭和汤水,睡前尽量不喝水,中药汤剂也不要在夜间服用。

（4）按时唤醒排尿,逐渐养成自主排尿的习惯。

数字课件 6-2-4

四、小儿脑性瘫痪

小儿脑性瘫痪是由于发育中胎儿或婴儿脑的非进行性损伤所致持续性运动和姿势发育异常、活动受限的一组综合征。本病是小儿时期常见的中枢神经障碍综合征，病变部位在脑，累及四肢，常伴有智力缺陷、行为异常、癫痫、精神障碍及视觉、听觉、语言障碍等症状。本病重者往往成为痼疾，预后一般较差。

本病在中医典籍中多有描述，如《诸病源候论·小儿杂病诸候》中就有"齿不生候"、"头发不生候"、"数岁不能行候"、"四五岁不能语候"等记载。《小儿药证直诀·杂病证》中也有"长大不行，行则脚细；齿久不生，生则不固；发久不生，生则不黑"等描述。因此可归入中医"五软"、"五迟"、"胎弱"、"胎怯"之证。

（一）病因病机

本病病因多为先天禀赋不足，或后天失养。先天因素多见于父母精血亏虚、孕期调摄失宜、精神、饮食、起居、药治不当或家族史等；后天因素多见于难产、产伤、胎盘早剥、脐带绕颈或出生后窒息、中毒、热病、脑髓受损等。本病病位主要在肝肾，涉及心脾。病机为正虚和邪实两个方面。正虚则五脏不足，精髓不充，气血虚弱；邪实则痰瘀阻滞心经脑络，神明失主。

肾为先天之本，主骨生髓，肝主筋，若肝肾不足，则筋骨肌肉失养，症见发育迟缓，发育异常；齿为骨之余，发为血之余，肾虚肝弱，精血不足，症见牙齿、头发发育迟缓；脑为髓海，若肾精不充，髓海空虚，症见智力发育缺陷，精神障碍，语言障碍；肝主筋，脾主肌肉，肝虚脾弱则肌肉松软，松弛无力。

（二）辨证要点

本病辨证先辨脏腑，运动和姿势发育异常者，主要在肝肾脾不足；精神障碍、行为异常、语言障碍者，主要在心脾不足；智力低下者常兼有痰浊瘀血阻滞心经脑络。再辨轻重，症状较少或程度较轻，智力基本正常者病情较轻，症状多且程度重，站立不稳，肢体瘫痪，智力低下、痴呆、失语、失聪者病情较重。

（三）针灸治疗

【治法】　健脑益聪，化瘀通经。以督脉、足少阳、足阳明经穴为主。

【主穴】　百会、四神聪、悬钟、足三里、合谷。

【配穴】　肝肾不足者，加肝俞、肾俞、太溪；心脾两虚者，加心俞、脾俞、三阴交；痰瘀阻络者，加膈俞、血海、丰隆；语音障碍者，加廉泉、通里；颈软头低垂者，加天柱、身柱；上肢瘫者，加肩髃、曲池、手三里；下肢瘫痪者，加环跳、阳陵泉；腰部瘫软者，加腰阳关、肾俞。

【操作】　主穴用毫针补法或平补平泻法。每日1次，每次留针30 min或用速刺法，不留针。

【方义】　百会为督脉穴，督脉入络脑，具有升阳益气、健脑调神的作用；四神聪为经外奇穴，可健脑益智。悬钟为八会穴之髓会，可填精益髓，强筋健骨。足三里培补后天，化生气血，濡养筋骨、脑髓。合谷通调气血，化瘀通经。

（四）调养护理

（1）重视功能锻炼，加强智力训练。

（2）加强营养，以富有营养和易消化食物为主进行喂养。

（3）应用推拿手法按摩肢体，防止肌肉萎缩。

五、小儿多动症

数字课件 6-2-5

小儿多动症是一种较为常见的儿童时期行为障碍性疾病。临床上以注意力不集中，自我控制力差，活动过多，情绪不稳，冲动任性，伴学习困难，在家庭及学校难与人相处，但智力正常或基本正常为主要特征。本病男孩多于女孩，多见于学龄期儿童，发病与遗传、环境因素、产伤等有一定关系。本病预后较好，大多数患儿到青春期逐渐好转而痊愈，部分患儿成年后仍有症状，影响患者学业、身心健康以及成年后的家庭生活和社交能力。

本病在古代中医典籍中未见专门记载，根据其神智涣散，冲动不安，多语多动，可归入"脏躁"、"躁动"证中；一般患儿智力正常或基本正常，但活动过多，注意力集中困难导致学习成绩下降，故与"健忘"、"失聪"等证有关。

（一）病因病机

本病病因主要有先天禀赋不足、后天养护不当、外伤、病后失于调理，或情志失调、忧思惊恐过度等。本病主要病变在心、肝、脾、肾四脏，病机性质为本虚标实。心气不足，心失所养，则心神失守而情绪多变，注意力不集中；肝阴不足、肝阳偏亢，或肝血不足，魂不守舍则精神涣散，任性冲动；脾虚失养则静谧不足，言语冒失、健忘，脾失健运，痰浊内阻化热，痰火扰心，则多动、冲动；肾精不足，髓海空虚则脑失精明，学习成绩下降，肾阴不足，水火不济，心火亢盛则多动、易怒、烦躁。《素问·生气通天论》曰"阴平阳秘，精神乃治"，人体阴阳平衡，才能动静协调，小儿脏腑娇嫩，形气未充，阴常不足而阳常有余，更易因阴阳失调而出现阴失内守，阳躁于外的情志、动作失常的病证。因此，脏腑功能不足，阴阳平衡失调为本病主要发病机制。

（二）辨证要点

【辨脏腑】　在心者，神气不定，心烦不安，夜寐不宁；在肝者，冲动任性，烦躁易怒，好动不静，怒而难控；在脾者，兴趣多变，疲倦乏力，做事有头无尾；在肾者，神思涣散，神疲乏力，记忆力差，注意力不集中，学习成绩低下。

【辨阴阳】　阴静不足多见自我控制力差，情绪不稳，注意力不集中，神思涣散；阳亢躁动多见冲动任性，急躁易怒，动作过多。

（三）针灸治疗

【治法】　滋肾填精、安神定志。以督脉、足少阳、足厥阴、足少阴经穴为主。

【主穴】　百会、印堂、风池、太冲、太溪、足三里、神门。

【配穴】　阴虚阳亢者加三阴交、行间；心脾两虚者加心俞、脾俞；烦躁不安者加照海、神庭；食欲不振者加中脘、足三里；遗尿者加关元、三阴交。

【操作】　风池、太冲用毫针泻法，太溪、足三里用补法，其余主穴用平补平泻法。

Note

四肢穴位用速刺法,不留针,头部穴位留针 30 min,每日或隔日 1 次。

【方义】 百会、印堂两穴相配可调督醒脑,安神定志;太溪为肾经原穴,可调阴益精增髓;太冲、风池梳理气机,镇肝潜阳;取足三里健运中焦,培补后天之本;神门宁心安神。

（四）调养护理

（1）训练患儿合理安排作息时间,培养有规律的生活,加强教育,防止攻击性、破坏性行为发生。

（2）关心、体谅患儿,对其行为、学习进行耐心的训练和帮助,避免体罚或其他不当教育方法,要循序渐进,以鼓励为主。

（3）加强患儿饮食营养,避免食用兴奋性和刺激性食物。平日饮食应多食健脾补肾的食物。

六、小儿抽动症

数字课件 6-2-6

小儿抽动症是一种起病于儿童和青少年期,以不自主、快速、反复、非节律性、刻板、一个或多个部位肌肉运动抽动,伴有不自主发声或语言障碍的一种复杂的抽动障碍。本病发病无明显季节性,多发于 2～12 岁之间,男孩多于女孩,一般病程持续时间较长,抽动在精神紧张时加重,入睡后消失,病症可自行缓解或加重,一般患儿智力不受影响,但会影响学习成绩,甚至影响患者的社会功能。

本病与中医学"风证"、"痰证"相关,可归属于"慢惊风"、"抽搐"等范畴。

（一）病因病机

本病病因与先天禀赋不足,感受外邪、产伤、窒息、情志失调等因素有关,多由五志过极,风痰外蕴而引发。其病位主要在肝,与心、脾、肾三脏有关,病理因素主要为肝风和痰火,其病机属性有虚有实,初起多实证,迁延日久易转为虚证。肝体阴而用阳,为风木之脏,主藏血,喜条达而主疏泄,其声为呼,其变动为握。若肝的功能失调,则触动肝风而形成本病。

1. 气郁化火 肝主疏泄,性喜条达,情志失调则气机不畅,郁而化火,引动肝风,上扰清窍,症见眨眼皱眉,歪嘴张口,耸肩摇头,口出秽语异声。气郁化火,耗伤阴液,肝血不足,筋脉失养,症见伸头缩脑,肢体颤动。

2. 脾虚痰聚 禀赋不足或后天失养,脾胃损伤,脾虚不运,水湿潴留,聚液成痰,塞于胸中,症见胸闷易怒;蒙蔽心神,症见脾气暴戾,口吐异声。

3. 阴虚风动 素体真阴不足或热病、久病伤阴,或肝病及肾,肝肾阴虚,水不涵木,虚风内动,症见肢搐头摇,抽动无力。

（二）辨证要点

本病辨证,八纲结合脏腑,重在辨阴阳虚实。本病之标在风火痰湿,其本在肝、脾、肾三脏,与肝最为密切。临床上常常风或痰湿并存,虚实夹杂。气郁化火者,其病在肝,多见肝阳上亢,为实证,症见面红耳赤,急躁易怒,抽动频繁,舌红苔黄,脉弦数;脾虚痰聚者,其病在肝脾,为本虚标实证,症见面黄体瘦,胸闷作咳,抽动无常,舌淡苔白或腻,脉沉滑或沉缓;阴虚风动者,其病在肝肾,为虚证,症见形体消瘦,两颧潮红,抽动

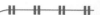

无力,舌红苔少,脉细数。

（三）针灸治疗

【治法】　醒脑安神、平肝熄风。取手足厥阴肝经及督脉穴为主。

【主穴】　百会、印堂、筋缩、风池、太冲。

【配穴】　气郁化火者加大椎、行间;脾虚痰滞者加足三里、阴陵泉、丰隆;阴虚风动者加三阴交、太溪;皱眉眨眼加太阳、印堂、睛明;嘴角抽动地仓、颊车;皱鼻子加迎香、合谷。

【操作】　气郁化火毫针用泻法,脾虚痰滞者毫针用平补平泻法,阴虚风动毫针用补法,每日一次。

【方义】　百会为督脉经穴,督脉络于脑,是调节大脑功能的要穴,配合经外奇穴印堂可醒脑调神,安神定志;风池穴为足少阳、阳维之会,祛风,清头目,利五官七窍;筋缩舒筋止搐以治标;太冲穴为肝经原穴,有平肝熄风,调理气血之效。

（四）调养护理

（1）创造和谐家庭环境,加强患儿精神调护,给予安慰和鼓励,避免精神刺激。

（2）合理安排幼儿生活及学习,不要过于紧张,不要长时间看电视或玩游戏。

（3）饮食宜清淡,避免进食兴奋、刺激性食物及饮料。

任务三　骨伤科病证

一、落枕

落枕是指由于睡姿不正、枕头高低不适等,导致急性单纯性颈项强痛,活动受限的一种病证。轻者 4~5 日可自愈,重者则缠绵数周难愈;中老年人如出现频繁发作的落枕,多为颈椎病的前驱表现。

数字课件 6-3-1

（一）病因病机

睡眠姿势不正,或枕头高低不适,或因负重颈部过度扭转,使颈部一侧脉络受损;或风寒侵袭项背部,寒性收引,使筋络拘急;颈部筋脉失和,气血运行不畅,不通而痛。颈项侧部主要由手三阳和足少阳经所主,因此,本病的主要病机为手三阳和足少阳筋络受损,气血阻滞。

西医认为,本病是由于颈项部一侧肌肉受到过度牵拉,或者因受寒、局部血液循环受限,而导致缺血性肌痉挛,主要病变肌肉为一侧的胸锁乳突肌、斜方肌、肩胛提肌。

（二）辨证要点

【主证】　颈项强痛,活动受限,头向患侧倾斜,项背牵拉痛,甚则向同侧肩部和上臂放射,颈项部压痛明显。

【兼证】　本病属手三阳和足少阳经筋证;兼见恶风畏寒者,为风寒袭络;颈部扭伤

Note

143

者,为气血瘀滞。

（三）针灸治疗

【治法】 祛风散寒、调气活血,舒筋通络、解痉止痛。以局部阿是穴及手太阳、足少阳经穴为主。

1. 基本治疗

【主穴】 落枕穴、阿是穴、肩井、后溪、悬钟。

【配穴】 风寒袭络者,加风池、合谷;气血瘀滞者,加内关及局部阿是穴点刺出血;肩痛者,加肩髃、外关;背痛者,加天宗。

【操作】 毫针泻法。先刺远端穴落枕、后溪、悬钟,持续捻转,嘱患者慢慢活动颈项,一般疼痛可立即缓解。再针局部的腧穴,可加艾灸。

【方义】 落枕穴是治疗本病的经验穴。手太阳、足少阳循行于颈项侧部,后溪、悬钟分属两经腧穴,与局部阿是穴合用,远近相配,可疏调颈项部经络气血,舒筋通络止痛。

2. 其他治疗

（1）拔罐法 在患侧项背部行闪罐法,应顺着肌肉走行进行拔罐。

（2）耳针法 选颈、颈椎、神门。毫针中等刺激,持续运针时嘱患者徐徐活动颈项部。

（四）调养护理

（1）针灸治疗本病疗效极好,常立即取效,针后可配合推拿和热敷。

（2）睡眠时应注意枕头的高低要适度,避免风寒。

（3）中老年人反复出现落枕时,应考虑颈椎病,须加强颈项部肌力训练,以维持力学平衡。

二、颈椎病

数字课件 6-3-2

颈椎病是指由于颈椎的退行性改变,导致颈神经根、脊髓、椎动脉或颈部交感神经等结构受到刺激或压迫,而出现的一系列临床综合征。颈椎病好发于 40～60 岁中老年人,但近年来逐渐呈现年轻化趋势。

（一）病因病机

中医学认为,本病的病理基础是肝肾不足、筋骨失养,在此基础之上,或久坐耗气、劳损筋肉;或感受外邪、客于经脉,或扭挫损伤、气血瘀滞,经脉痹阻不通所致。

西医认为,颈椎的退行性变是颈椎病发病的主要原因。椎间盘的退变,导致颈椎稳定性下降,局部随之出现代偿性增生物,直接或间接压迫、刺激神经、血管等结构,引发相关症状。临床上以间接压迫,即无菌性炎症肿胀压迫和刺激居多。

根据损害结构的不同,一般将颈椎病分为颈型、神经根型、脊髓型、椎动脉型、交感型和混合型。

（二）辨证要点

1. 颈型 以青壮年居多,为各型颈椎病的早期阶段,局部变性组织刺激窦椎神经

Note

而引起。主要表现为颈部疼痛、酸胀及沉重不适,易疲劳,颈项强直、疼痛,可向枕部及肩背部放射,颈部肌肉紧张、有压痛,X 线片示颈椎生理曲度减少或消失。

2. 神经根型　因髓核突出、椎体后缘及钩椎关节骨赘形成、颈椎不稳等因素引起的神经根受压或受刺激所致,表现为与神经根分布一致的感觉、反射及运动障碍。颈部疼痛,一侧上肢麻木、过敏或感觉减退,肌张力减弱并出现肌无力、肌萎缩,腱反射减弱,臂丛神经牵拉试验阳性,X 线片示颈椎曲度改变、椎节不稳及骨赘形成等。

3. 椎动脉型　由于钩椎关节退变等刺激或压迫椎动脉,引起脑供血不足,表现为头痛、眩晕、记忆力减退,头转一侧时头晕加重,甚则猝倒,但无意识障碍。有时伴有恶心、呕吐、复视、耳鸣、耳聋等症状。旋颈试验阳性,动脉血管造影有助于诊断。

4. 交感神经型　颈部通常存在 3 个交感神经节,即颈上、中、下神经节,当其受刺激时,可引起它所支配的内脏、腺体、血管的功能障碍。表现为颈枕部痛或偏头痛,头晕,目眩,眼窝胀痛,流泪,视物模糊,胸闷,心慌,心律不齐,面部或某一肢体多汗或无汗。肢体、头颈、面部发木,上肢可出现发凉,指端潮红、发热、疼痛等现象。该型诊断比较困难,局部交感神经阻滞试验对诊断有一定帮助。

5. 脊髓型　由于椎间盘突出、骨赘形成、椎管的继发性狭窄,导致脊髓受压或缺血,引起脊髓损伤和传导功能障碍。表现为下肢无力,抬步沉重,步态笨拙,脚尖不能离地,肢体麻木,部分患者出现膀胱和直肠功能障碍,晚期可出现痉挛性瘫痪。浅反射减弱或消失,深反射亢进,出现病理反射。MRI 检查可提示脊髓受压。

6. 混合型　前述五种类型颈椎病中有两种或两种以上同时存在的,则称为混合型颈椎病。

(三)针灸治疗

1. 基本治疗

【治法】　活血通络。以颈夹脊及手太阳、足太阳、足少阳经穴为主。

【主穴】　病变颈椎夹脊穴、风池、天柱、大椎、后溪、合谷、外关。

【配穴】　上肢麻木疼痛甚者加肩髃、曲池、八邪;头晕头痛、眩晕时作,伴恶心呕吐者加百会、印堂、太阳、内关;一侧或双侧下肢瘫痪者,可参照脊髓损伤进行治疗。

【操作】　夹脊穴向颈椎斜刺,风池向鼻尖方向进针,不宜深刺;大椎沿棘突向上斜刺;天柱、后溪、合谷、外关等均直刺;诸穴用捻转泻法。大椎可用三棱针刺络拔罐。

【方义】　病变颈椎夹脊穴疏通局部气血,通络止痛;风池疏风通络,合天柱以祛风散寒,疏通足太阳、足少阳经气;大椎为诸阳经之交会穴,针灸此穴可激发阳经经气,通经活络;后溪、合谷、外关为循经远取,以疏手三阳经络。诸穴远近相配,共奏祛风散寒、疏经通络、活血止痛之效。

2. 其他治疗

(1)耳针法　选颈椎、肩、肾上腺、交感。每次选用 3~4 穴,毫针强刺激,留针 20~30 min。每日或隔日一次。

(2)皮肤针法　叩刺大椎、大杼、肩中俞、肩外俞,待皮肤发红并有少量出血时拔罐。

(3)穴位注射法　取大杼、肩中俞、肩外俞、天宗,用 1% 普鲁卡因 2 mL,或维生素 B_1、维生素 B_{12} 各 2 mL,每穴注射 0.5 mL。

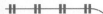

（四）调养护理

（1）针灸治疗颈椎病可明显改善症状，尤其对颈型、椎动脉型及神经根型有较好效果。配合艾灸、拔罐、牵引、推拿、功能锻炼等方法，可进一步提高疗效。

（2）避免长时间低头伏案和睡卧高枕；注意保暖、避受风寒。

（3）坚持颈项部肌力训练，恢复力学平衡。

三、肩周炎

数字课件 6-3-3

肩周炎是指肩关节囊和关节周围软组织损伤、退变而引起的一种慢性无菌性炎症，以肩关节部疼痛、运动功能障碍和肌肉萎缩为主要临床表现。由于风寒是本病的重要诱因，故常称"漏肩风"；本病以 50 岁左右者多见，故又有"五十肩"之称；患肩局部常畏寒怕冷，尤其后期常出现肩关节的粘连，故又称"肩凝症"、"冻结肩"等。

（一）病因病机

中医认为本病是因体虚、劳损、风寒侵袭肩部，使经气不利所致。肩部主要归手三阳经所主，内外因素导致肩部经络阻滞不通或失养，是本病的主要病机。肩部感受风寒，气血瘀阻，或劳作过度、外伤，损及筋脉，气滞血瘀，不通则痛，或年老气血不足，筋骨失养，不荣则痛。

西医学认为本病是软组织在退行性改变过程中出现的炎症性病变，与肩部受凉、慢性劳损、外伤等有关。早期，因炎性物质刺激神经以疼痛为主；后期，组织发生变性、粘连，以功能障碍为主。

（二）辨证要点

【主证】 肩周疼痛，酸重，夜间为甚，常因天气变化及劳累而诱发或加重，患肩前、后及外侧均有压痛，主动和被动外展、后伸、上举等功能明显受限；后期，肩关节周围肌肉因废用而出现萎缩，尤以三角肌最为明显，肩关节的圆弧外形消失。

【兼证】 手太阳经"出肩解，绕肩胛，交肩上"，其病"肩似拔"，当疼痛以肩后部为主时，为手少阳经证；手阳明经"上肩，出肩髃"，其病"肩前臑痛"，当疼痛以肩前部为主时，为手阳明经证；手少阳三焦经"上肩"，其病"肩臑……外皆痛"，当疼痛以肩外侧为主时，为手少阳经证。兼有明显的感受风寒史，遇风寒痛增，得温痛缓，畏风恶寒，为外邪内侵；肩部有外伤或劳作过度史，疼痛拒按，舌暗或有瘀斑，脉涩，为气滞血瘀；肩部酸痛，劳累加重，或伴见头晕目眩，四肢乏力，舌淡，苔薄白，脉细弱，为气血虚弱。

（三）针灸治疗

1. 基本治疗

【治法】 通经活血，祛风止痛。以阿是穴及手三阳经穴为主。

【主穴】 肩髃、肩髎、肩贞、肩前、阿是穴。

【配穴】 手太阳经证加后溪、昆仑；手阳明经证加合谷、条口；手少阳经证加外关、阳陵泉。外邪内侵者，加合谷、风池；气滞血瘀者，加内关、膈俞；气血虚弱者，加足三里、气海。

【操作】 先刺远端配穴，行较强刺激，行针时鼓励患者运动肩关节；肩部穴位要求

Note

有较强烈针感。可加灸法。

【方义】　肩髃、肩髎、肩贞分别为手阳明、手少阳、手太阳经穴,配以阿是穴和奇穴肩前,均为局部选穴,以疏散风寒,通络止痛。

2. 其他治疗

（1）皮肤针法　选用皮肤针叩刺肩髃、肩髎、肩前、肩贞及局部压痛点,使少量出血,加拔火罐。

（2）耳针法　选用肩、神门、皮质下,毫针中、强刺激,留针 30 min,间歇捻转。

（3）穴位注射法　在局部压痛点注射当归注射液,每处注射 5 mL,隔日一次,10次为 1 个疗程。

针灸对病程较短的肩关节周围炎疗效显著,对病程较久的患者宜配合灸法、拔罐、穴位注射及肩部功能锻炼等多种方法,逐步改善症状。若患者年高体弱,病程日久,虽然肩关节疼痛不著,但病变关节粘连,活动受限严重者,疗效较差,需结合推拿或现代康复的恰当手法,给予必要的中药内服。

（四）调养护理

（1）肩关节疼痛减缓,肿胀消失后,应在医生指导下坚持关节功能锻炼。

（2）肩部应注意保暖,避受风寒。

四、扭伤

数字课件 6-3-4

扭伤是指四肢关节或躯体部的软组织损伤,而无骨折、脱位、皮肉破损等情况。临床上主要表现为损伤部位疼痛肿胀和关节活动受限,多发于腰、踝、膝、肩、腕、肘、髋等部位。

（一）病因病机

多由剧烈运动或负重持重时姿势不当,或不慎跌仆、牵拉或扭转等原因,引起某一部位的皮肉筋脉受损,瘀血阻滞,以致局部经络不通,经气运行不畅。

现代医学认为扭伤是过度的关节活动,导致软组织因牵拉而出现的撕裂损伤,出血、肿胀、疼痛、功能障碍。部分撕裂适合保守治疗。日久,在局部出现损伤性炎症。

（二）辨证要点

【主证】　扭伤部位疼痛,关节活动不利或不能,继则出现肿胀,伤处肌肤发红或青紫。

【兼证】　兼见皮色发红多为皮肉受伤,青色多为筋伤,紫色多为瘀血留滞;新伤疼痛肿胀,活动不利者,为瘀血阻滞;若陈伤每遇天气变化而反复发作者,为瘀血阻络,寒湿侵袭。

此外,更宜根据扭伤部位的经络所在,辨清扭伤属于何经。如急性腰扭伤,脊椎正中扭伤为伤在督脉,一侧或两侧腰部扭伤为伤在足太阳经。

（三）针灸治疗

1. 基本治疗

【治法】　祛瘀消肿,通络止痛。以受伤局部腧穴为主。

Note

【主穴】 腰部:阿是穴、肾俞、腰痛穴、委中。

踝部:阿是穴、申脉、丘墟、解溪。

膝部:阿是穴、膝眼、膝阳关、梁丘。

肩部:阿是穴、肩髃、肩髎、肩贞。

肘部:阿是穴、曲池、小海、天井。

腕部:阿是穴、阳溪、阳池、阳谷。

髀部:阿是穴、环跳、秩边、承扶。

配穴可根据受伤部位的经络所在,配合循经远取,如腰部正中扭伤病在督脉,可远取人中、后溪;腰椎一侧或两侧(紧靠腰椎处)疼痛明显者,可取手三里或三间,因为手阳明经筋挟脊内。

也可根据受伤部位的经络所在,在其上下循经邻近取穴,如膝内侧扭伤病在足太阴脾经者,除用阿是穴外,可在扭伤部位其上取血海、其下取阴陵泉,以疏通脾经气血。

因为手足同名经脉气相通,故关节扭伤还可应用手足同名经取穴法,又称关节对应取穴法,治疗关节扭伤疗效甚捷。方法是踝关节与腕关节对应,膝关节与肘关节对应,髀关节与肩关节对应;例如踝关节外侧昆仑、申脉穴处扭伤,病在足太阳经,可在对侧腕关节手太阳经养老、阳谷穴处寻找有最明显压痛的穴位针之;再如膝关节内上侧扭伤,病在足太阴经,可在对侧肘关节手太阴经尺泽穴处寻找最明显压痛点针之。

【操作】 诸穴均针,用泻法;陈旧性损伤可用灸法。

【方义】 扭伤多为关节伤筋,属经筋病,"在筋守筋",《针灸聚英·肘后歌》言:打仆伤损破伤风,先于痛处下针攻。故治疗当以扭伤局部取穴为主,以疏通部位的经络,散除局部的气血壅滞,"通则不痛"。

针灸治疗扭伤有较好疗效,若扭伤后立即采用手足同名经对应取穴法,随咳进针,同时令患者活动患部,常有针入痛止之效,但必须排除骨折、脱位、韧带断裂等情况。

2.其他治疗

(1)耳针法 选取相应扭伤部位、神门,中强度刺激,或用王不留行贴压。

(2)刺络拔罐法 新伤局部血肿明显者或陈伤瘀血久留、寒邪袭络者,选取阿是穴,用皮肤针叩刺疼痛肿胀部,以微出血为度,加拔火罐。

(四)调养护理

(1)扭伤初期,应采用冷敷、加压包扎、抬高患肢等方法以限制出血。

(2)扭伤后期,出血停止后,在针灸治疗的同时,可配合推拿、药物熏洗等疗法。

(3)为了减少扭伤的发生,在运动前应做好热身活动。

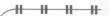

参考文献

CANKAOWENXIAN

［1］ 李文瑞，何保仪.实用针灸学［M］.北京：人民卫生出版社，1999.

［2］ 石学敏.针灸学［M］.北京：中国中医药出版社，2002.

［3］ 山东中医学院，河北医学院.黄帝内经素问校释［M］.北京：人民卫生出版社，1982.

［4］ 河北医学院.灵枢经校释［M］.北京：人民卫生出版社，1985.

［5］ 杨甲三.腧穴学［M］.上海：上海科学技术出版社，1985.

［6］ 奚永江.针法灸法学［M］.上海：上海科学技术出版社，1985.

［7］ 李鼎.经络学［M］.上海：上海科学技术出版社，1984.

［8］ 王启才.针灸治疗学［M］.北京：中国中医药出版社，2007.

［9］ 高树中.针灸治疗学［M］.上海：上海科学技术出版社，2009.

［10］ 甄德江，张建忠.针灸推拿学［M］.北京：中国中医药出版社.2015.

Note